JN115253

看護の
ための　**からだの**

正常・異常

ガイドブック

第2版

監修/山田幸宏

昭和伊南総合病院健診センター長

サイオ出版

監修者略歴

1976 年	信州大学医学部医学科卒
1984〜1986 年	アメリカ合衆国・国立癌研究所留学
1995〜2006 年	長野県看護大学教授
1996〜1997 年	ハーバード大学・Dana-Farber 癌研究所留学
2008〜2015 年	昭和伊南総合病院副院長

現在、昭和伊南総合病院健診センター長

はじめに

　ヒトの身体は細胞から構成されていますが、細胞は組織を構成し、組織は器官を構成し、外界の病原体からの攻撃に立ち向かって有機体としての生命を保っています。

　ヒトには呼吸器、循環器などの器官があり、それぞれの器官は呼吸器系、循環器系、消化器系、神経系、免疫系などのシステムを構成しています。これらのシステムを高度に進化させたヒトは、そのシステムを互いに調節し、確実で、かつ効率よく地球上に生存するようになりました。しかし、それらの細胞、組織、器官系に機能障害を生ずることにより疾病が起こります。

　疾病を理解するためには、ヒトの身体がどのような細胞、組織、器官から構成され、それぞれがどのような機能を果たし、それらの機能が果たされなかったときどのような状態になるのかについて学ぶ必要があります。本書ではこれらについて、最新の医療の進歩に関する情報も記載しています。本書を熟読することにより、形態機能学、病態学などの実力がつくものと期待しています。

　2016年2月の初版の発行から7年半もの歳月が経過しました。2020年から3年半にわたって新型コロナウイルス感染症のパンデミック（世界的大流行）により、医療体制が一変しました。ワクチン接種や免疫・感染症に対する理解の必要性が改めて重要であることが認識されました。

　今回の改定では高血圧治療ガイドライン、基礎代謝量を最新版に、また、新型コロナウイルス感染症、第二次性徴、カーラーの救命曲線などをコラムに追加するなど、すべての内容についてを更新いたしました。

2023年6月

昭和伊南総合病院健診センター長

山田幸宏

CONTENTS

Chapter 3 消化器系 …………………… 87

Chapter 4 泌尿器系 …………………………… 121

泌尿器系口絵 ……………………………………………… 122

腎臓の構造 ………………………………………………… 124

尿の生成 …………………………………………………… 128

排 尿 ……………………………………………………… 137

Chapter 5 代謝 143

Chapter10 生体の恒常性 ………… 285

Chapter12 細胞の構造と遺伝 …………… 349

Chapter13 感覚器系 ……………………… 359

Chapter 1

呼吸器系

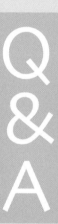

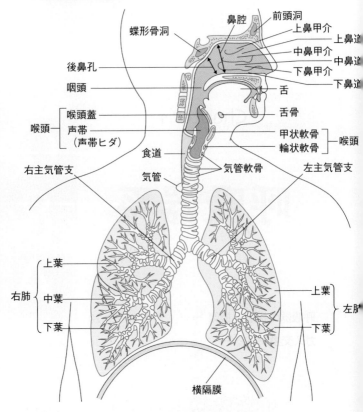

呼吸器系口絵

呼吸器の構造

◉ 気管と肺胞 ◉

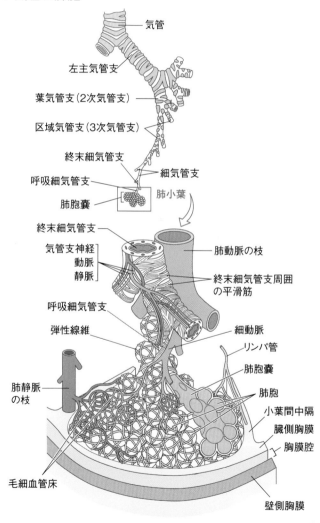

気管

左主気管支

葉気管支（2次気管支）

区域気管支（3次気管支）

終末細気管支

呼吸細気管支

肺胞嚢

終末細気管支

気管支神経
動脈
静脈

呼吸細気管支

弾性線維

肺静脈
の枝

毛細血管床

細気管支

肺小葉

肺動脈の枝

終末細気管支周囲
の平滑筋

細動脈

リンパ管

肺胞嚢

肺胞

小葉間中隔

臓側胸膜

胸膜腔

壁側胸膜

呼吸器の構造と換気

Q1 呼吸とは何だろう？

A　呼吸というと、鼻腔や口腔からの空気の出入り、あるいは胸郭の呼吸運動などを思い浮かべますが、こうした単なる空気の出し入れは**換気**といいます。生理学では、空気中から酸素を取り入れ、細胞の代謝によって生じた二酸化炭素を排出するガス交換を呼吸といいます。

空気の流れをたどってみましょう。鼻腔や口腔から取り込まれた空気は上気道に入り、さらには下気道から気管へと運ばれます。気管は心臓の後方で左右２本の気管支に枝分かれし、肺に達すると20回以上の枝分かれを繰り返しながら、最終的に空気は肺胞へと送り込まれます（**図1-1**）。

肺胞は直径0.2〜0.5mmの半円形で、ブドウの房のようになっています。肺胞の数は成人で３億個で、両肺の肺胞を広げると約70m²にもなります。これは、２〜３LDKに匹敵する広さです。

酸素と二酸化炭素のガス交換は、肺胞と、その周囲を取り囲むように走っている毛細血管との間で行われます。すなわち、酸素を取り入れ、二酸化炭素を排出するやり取り（呼吸）が行われるのです。呼吸には、このように外界と生体との間で行われる**外呼吸**と、身体のなかで行われる**内呼吸**があります。

気管支の左右差

　気管支は左右で太さや傾きが異なっています。右気管支のほう
が左気管支より分岐する角度が小さく、右気管支は25度、左気管
支は45度です。左気管支が急角度で曲がっているのに対し、右気
管支は緩やかに曲がっています。加えて、右気管支のほうが太くて
短いため、異物が右気管支に入りやすいという特徴があります。

　こうした特徴を理解していないと、気管挿管でチューブを深く
挿入しすぎ、右気管支に入り込んでしまう片肺挿管を起こしてし
まいます。右気管支にチューブが入ると、右肺だけで呼吸を行うこ
とになります。

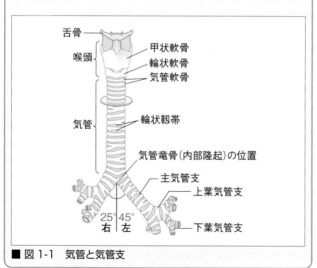

■ 図1-1　気管と気管支

Q2 外呼吸と内呼吸って何が違うの？

A 肺で空気と血液との間で行われる酸素と二酸化炭素のガス交換を外呼吸（肺呼吸）といいます。この外呼吸にかかわるのが呼吸器系です。

外呼吸によって血液に取り込まれた酸素は、全身の組織、器官の細胞に運ばれます。細胞に取り込まれた酸素は、個々の細胞の活動に利用されます。その結果生じた二酸化炭素は、血液によって肺に運ばれます。このように細胞と血液との間で行われるガス交換を内呼吸といいます（図1-2）。

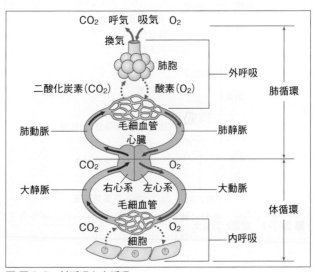

■ 図1-2　外呼吸と内呼吸

Q3 肺はどのようにして空気を取り入れるの？

A 　呼吸運動の中心になるのは肺の動きです。それでは、肺はどのようにして膨らんだり縮んだりするのでしょう。

感覚的には、空気の出し入れで膨らんだり縮んだりすると思われがちですが、肺は心臓のように、自ら伸縮して空気を出し入れすることはできません。大変弾力に富んだ膜でできているとはいえ、何かほかの力を借りないと伸縮できないのです。

肺の動きを支配しているのは、横隔膜や肋間筋などの呼吸筋です。これらの呼吸筋が収縮・弛緩を繰り返すことで、肺を囲む容積が変化し、その結果、肺に空気が出入りします。横隔膜の働きで行う呼吸が腹式呼吸、肋間筋の働きで行う呼吸が胸式呼吸です。

横隔膜や外肋間筋が収縮すると、胸郭が拡大して空気が取り込まれ、反対に弛緩すると胸郭が狭くなって息が吐き出されます。

Q4 腹式呼吸と胸式呼吸の違いは？

A 　ガラス瓶を胸郭、瓶の底のゴム膜を横隔膜、瓶内の風船を肺に例えたものを換気の模型といい、腹式呼吸の仕組みを説明するときによく用いられます（図1-3）。

図1-3のように、風船（肺）はガラス管（気道）によって大気とつながっています。この状態で、瓶の底のゴム膜（横隔膜）を下に引く（収縮させる）と、瓶とゴム風船の間（胸膜腔）の容積が増えます。この空間は密閉されていますので、胸膜腔の圧は大

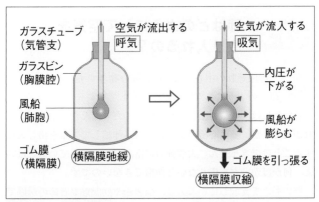

ガラスチューブ
（気管支）

ガラスビン
（胸膜腔）

風船
（肺胞）

ゴム膜
（横隔膜）

空気が流出する
呼気

横隔膜弛緩

空気が流入する
吸気

内圧が
下がる

風船が
膨らむ

ゴム膜を引っ張る

横隔膜収縮

■ 図 1-3　換気の模型

気に比べて低く（陰圧に）なります。その結果、瓶内の風船（肺）
は受動的に膨らみ、それに伴って大気が入り込んできます。これ
が吸息です。

　次に、先ほどまで伸ばしていたゴム膜を緩めて元に戻す（横隔
膜が弛緩する）と、瓶とゴム風船の間の空間の容積は小さくなり
ます。ゴム風船にかかる圧が上がるため風船は押しつぶされ、そ
の結果、大気が押し出されます。これが呼息です。このように、
横隔膜の伸縮によって行う呼吸を、腹式呼吸といいます。

　一方、胸式呼吸で肺の伸縮にかかわっているのは肋間筋です。
外肋間筋が収縮すると肋骨が上方に上がり、胸郭が前後左右に拡
大します。胸腔内は陰圧になり、空気が取り込まれます。これが
吸息です。息を吐くときには逆に、外肋間筋が弛緩して胸郭が収
縮し、肺が押しつぶされて空気が押し出されます。これが呼息で
す。このように、肋間筋の働きによって行う呼吸を胸式呼吸とい
います。肋間筋には外肋間筋のほかに内肋間筋があり、これは外

肋間筋と反対に作動します。

MEMO　　　　　　　人工呼吸器の原理

人工呼吸器は気管挿管、気管切開、マスクなどを通し、圧をかけた状態で酸素を肺に送り込みます。肺を人工的に膨らませることにより、ガス交換を促しています。

Q5　1回の呼吸でどれくらい空気を取り込んでいるの？

A　安静時に1回の吸息（きゅうそく）で肺に取り込む空気の量を1回換気量といいます。成人の1回換気量は約500mLですが、この時すべてがガス交換に使用されるわけではありません。約150mLは解剖学的死腔（しくう）であり、ガス交換されず、そのまま体内にとどまります。

Q6　解剖学的死腔って何のこと？

A　空気の通り道である気道（鼻から気管支までの間）にある空気は、肺胞まで届きませんので、ガス交換をすることができません。そのため、そのまま再び外へと吐き出されることになります。このように、気道内腔にある空気はガス交換に関与しないため、**解剖学的死腔**（かいぼうがくてきしくう）といいます。

Q7 深呼吸をすると呼吸が楽なのはなぜ？

A 成人の1回換気量は約500mLです（**表1-1**）。これに平均的な1分間の呼吸回数の16を掛けると、1分間で約8,000mLの空気を肺に取り込んでいることがわかります。これを**分時換気量**といいます。また、1回の換気につき約150mLの空気は、解剖学的死腔によってガス交換されません（→Q6参照）。すなわち、（500mL − 150mL）× 16回 = 5,600mLの空気が、実質的に肺胞で1分間にガス交換される量で、**分時肺胞換気量**といいます。

これに対し、深呼吸の時の1回換気量は約1,000mL（通常の1回換気量の2倍）ですから、呼吸をする回数は半分の8回でみます。すると、ひと呼吸ごとに150mL無駄になっていた、解剖学的死腔によるロスが少なくなり、分時肺胞換気量は6,800mLにも達します。すなわち、大変効率的なガス交換ができるのです。

呼吸器疾患によって浅く、速い呼吸しかできなくなると、ガス交換の効率が悪くなります。たとえば1回換気量を250mLとすると、呼吸数を2倍の32回に増やさなければ、通常の換気量である

■表1-1　呼吸パターンによる分時換気量と分時肺胞換気量の違い

	1回換気量 A	呼吸数 B	分時換気量 A×B	死腔量 C
浅く早い呼吸	250 mL	32	8,000 mL	150 mL
普通の呼吸	500 mL	16	8,000 mL	150 mL
深く遅い呼吸	1,000 mL	8	8,000 mL	150 mL

	肺胞換気量 A−C	分時肺胞換気量 (A−C)×B
浅く早い呼吸	100 mL	3,200 mL
普通の呼吸	350 mL	5,600 mL
深く遅い呼吸	850 mL	6,800 mL

8,000mLを確保することはできません。しかし、呼吸数が倍になると、ひと呼吸ごとに無駄になる解剖学的死腔の容積も増えます。分時肺胞換気量は3,200mLと少なくなるため、効率の悪い呼吸になってしまうのです。こうした状態では、通常40mmHgである動脈血二酸化炭素分圧（PaCO$_2$）が、60mmHgにまで増えてしまいます。

このように、呼吸によって動脈血二酸化炭素分圧の高い状態が続く場合を**呼吸性アシドーシス**といいます。呼吸性アシドーシスでは末梢血管の拡張、交感神経の刺激があるため、発汗、皮膚の発赤、心拍出量の増加、不安、失見当識、混迷などの症状が出ます。

MEMO　　　　PaO$_2$ と PaCO$_2$

動脈血に溶け込んでいる酸素（O$_2$）、二酸化炭素（CO$_2$）の量を分圧で表したもの。基準値は、PaO$_2$ が 85 ～ 100mmHg、PaCO$_2$ が 40mmHg。

Q8 年齢によって呼吸数が
異なるのはなぜ？

A 成人の呼吸数は１分間に15～20回ですが、新生児では１分間に40～80回と、呼吸数が多くなります。これは、新生児はガス交換を行う肺胞の数が成人の約６分の１しかなく、１回に換気できる量が約25mLと少ないためです。

成長するにつれて肺胞の数が増えると、乳児では１分間に30回、５歳児では１分間に25回と、次第に成人に近づいてきます。肺胞の数は、思春期には成人と同じ**約3億個**に増えます。

新生児の産声は第1回目の呼吸

　胎児は羊水のなかでは外呼吸を行わず、胎盤を通して母体の肺胞でガス交換を行っています。しかし、分娩によって母体でのガス交換が行えなくなると、新生児は、一時的に呼吸運動ができなくなり、仮死状態に陥ります。すると、血液中の二酸化炭素濃度が上昇して延髄の呼吸中枢が刺激され、羊水で満たされていた肺に第1回目の吸気が生じます。これに続く呼気時に声帯を通過する空気によりオギャーという産声(うぶごえ)が起こり、肺での呼吸運動が始まります。一度産声を発した新生児や、それ以後のヒトの肺胞細胞の表面には、薄い油膜のような物（フォスファチジルコリン）が塗られており、肺胞同士が接着しないようになっています。

Q9 肺活量測定が呼吸機能測定に欠かせないのはなぜ？

A　肺活量は安静時の呼吸状態でさらに最大限に息を吸い込み（予備吸気量）、力いっぱい努力して吐ききる空気量（予備呼気量）のことです（図1-4）。すなわち、肺活量とは、呼吸時に移動できる最大空気量であり、**1回換気量**（1回の呼吸で肺に取り入れられる空気量）と**吸気予備**（最大限に息を吸い込んだとき、正常吸入量以外の空気量）と**呼気予備量**の総量です。

　肺活量が少なくなると、運動などで分時換気量を多くする必要があるとき、正常な肺活量の人よりも呼吸回数を増やす必要があります。それに、呼吸回数を増やしても、必要とされる酸素をガス交換することができません。呼吸機能を計測するときに肺活量

を用いると、肺の拡張障害の有無がこれによってわかるからです。性別や年齢に応じた予測肺活量に対する実測肺活量の割合（％VC）が80％を下回る場合、肺に拘束性障害_{こうそくせいしょうがい}があると推定されます。最初の1秒間の努力呼気量を1秒量（FEV₁）といい、予測1秒量に対する割合（％1秒量）により肺年齢が算定されます（図1-5）。

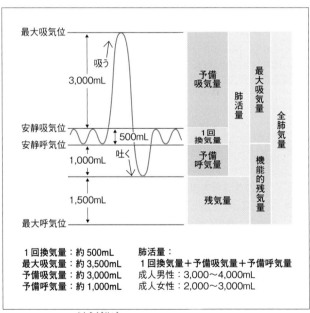

1回換気量：約500mL
最大吸気量：約3,500mL
予備吸気量：約3,000mL
予備呼気量：約1,000mL

肺活量：
　1回換気量＋予備吸気量＋予備呼気量
成人男性：3,000〜4,000mL
成人女性：2,000〜3,000mL

■ 図1-4　肺の換気容量_{かんきようりょう}（スパイログラム）

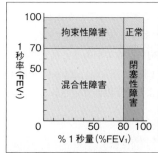

1秒率（FEV₁）
深く息を吸って一気に吐き出した空気量（努力肺活量）に対し、最初の1秒間で吐き出した量（1秒量）の割合のことをといいます。→70%以上が正常

%1秒量（%FEV₁）
年齢、性別、身長を基にあらかじめ算出された健常者の予測1秒量（FEV₁予測値）に対する患者の1秒量（FEV₁実測値）の比率→80%以上が正常

■ 図1-5 肺機能障害の分類

MEMO

拘束性障害

肺胞の壁の線維化、胸膜の肥厚、胸壁の異常などにより、肺が硬くなった状態で、%1秒量が80%未満になります。肺が膨らみにくくなり、肺に取り込むことができる空気量が減ってしまいます。代表的な疾患に肺炎、間質性肺炎、肺結核、胸膜炎、自然気胸、肺線維症などがあります。

Q10 1秒率が低下するのはなぜ？

A　1秒率は最大限に空気を吸ってから思いきり強く、急速に空気を吐き出し、肺気量変化を経時的に記録して算出します。最初の1秒間に吐き出された空気量（1秒量）を努力性肺活量で割った値を1秒率（FEV₁%）といいます。正常では、最初の1秒間に70%以上の空気を吐き出していますが、閉塞性肺疾患になると1秒率が70%未満に低下し、息を吐きづらくなります。これは、一気に吐き出そうとすると気道内が陰圧になり、肺胞の細気管支が塞がって空気が出にくくなるためです。

MEMO **閉塞性肺疾患**

気道が狭窄し、肺が過度に膨張する病態を示す疾患の総称で1秒率が70%未満になります。COPD（慢性閉塞性肺疾患）気管支喘息、慢性気管支炎、肺気腫、びまん性汎細気管支炎などがあります。

Q11 気道にはどんな働きがあるの？

A 空気が肺まで達する経路は、鼻腔から喉頭までの**上気道**と、気管から気管支までの**下気道**に分けられます。

　上気道の役割は、入ってきた空気を加湿、加温し、微細な塵埃を除去することです。低温の空気が入ってくると、鼻腔粘膜の血液から熱が放出されて加温されます。乾燥した空気が入ってくると、同様に鼻腔粘膜の血液から水分が蒸発し、加湿されます。微細なゴミを取り除くのは、鼻粘膜、鼻毛、咽頭のリンパ組織の輪（ワルダイエル咽頭輪）、喉頭の咳反射などです。

　下気道の役割は、線毛運動による異物の捕捉と喀出です。気道の内側は**多列線毛上皮**でできています。この細胞がもっている線毛は、40μm以下の微粒子を捕捉し、線毛運動によって上部へと押し出します。これらの微粒子は、同じところに存在する杯細胞から分泌された粘液と混ざり合い、痰として喀出されます。

MEMO **ワルダイエル咽頭輪**

咽頭を取り巻くように位置しているリンパ組織のことで、小児で発達しています。咽頭扁桃、口蓋扁桃、舌扁桃などがあり、微生物の侵入を阻止する役割を担っています。

MEMO　　　　　　　　　線毛運動

線毛を多くもつ細胞が、異物や塵埃（じんあい）を排除するために線毛を咽頭に
向けて波打たせる運動を、線毛運動といいます。線毛運動によって
1分間に3〜10mmの距離を移動させることができます。

Q12 上気道で空気を加湿するのはなぜ？

A　　鼻粘膜は1日に約100mLの粘液を分泌しています。外
気が乾燥しすぎていると、鼻粘膜による加湿だけでは間に
合わず、空気は乾燥したまま下気道に入ってきてしまいます。そ
の結果、異物や塵埃を排除するために必要な線毛運動が抑制され
るほか、粘液の粘稠度も増して粘液が鼻腔に溜まってしまい、気
道の清浄化が妨げられます。冬の乾燥した時期に鼻水が出やすく
なるのは、上記のような障害を防ぐための生体の防御反応の1つ
です。

　上気道での空気の加湿不足は、無気肺（むきはい）、細菌感染、肺コンプラ
イアンスの低下などを引き起こす原因になりますので、必要に応
じて気道を加湿する吸入療法（きゅうにゅうりょうほう）を行います。

MEMO　　　　　　　　　無気肺

気管支や肺が狭窄したり圧迫されたりして、肺胞の中の空気がな
くなる病態の総称。

MEMO　　　　**肺コンプライアンス**

肺コンプライアンスは、肺の弾力性のことです。正常の肺は非常に弾力性があり、1cmH$_2$O（0.735mmHg）の押し広げる力が加わると200mL拡張します。拘束性障害では肺コンプライアンスが低下し、ガス交換に大きな支障が生じます。

MEMO　　　　　　**吸入療法**

気管支に適度な湿気を与えるとともに、喀痰溶解薬や気管支拡張薬などを患部に噴霧する目的で行われます。吸入療法により、気道内を98〜99％の湿度に保つことができます。

Q13　咳や痰はなぜ出るの？

A　ほとんどの呼吸器疾患で咳と痰がみられます。咳とは、神経反射によって胸腔の内圧が高くなり、一気に呼気動作が起きる現象です。声門を閉じた状態で胸腔の内圧を高め、声門を急に開いて高速で呼気を吐き出します。このような咳反射により、気道内に溜まった分泌物の排出を促しています。また、誤嚥した食物や唾液を排出することで、気管支や肺を守っています。

痰は気道粘膜の上皮細胞から分泌された粘液に、空気中の微粒子や、炎症が起きている部位から脱落した粘膜上皮、白血球などが混ざったものです。炎症が起きて気道内の粘液の分泌が増加すると、痰として意識されます。

痰の色

気道の粘液分泌が多くなると、白色で泡状の痰が出ます。気道の感染、とくに多い緑膿菌や連鎖球菌による感染では、細菌の分泌物、細菌・白血球などが混ざるために、黄白色になります。

Step up COLUMN

咳が出る経路

咽頭がむずがゆくなると、どんな経路をたどって咳が出るのでしょう。咳の神経反射を誘発する受容体は、主に咽頭、気管、気管支に分布しています。これらの部分が何らかの刺激を受けると、主に求心性迷走神経を介し、延髄の咳中枢に情報が伝わります。咳中枢からの刺激は、遠心性迷走神経を介し、横隔膜や肋間筋などの呼吸筋に伝達され、呼吸筋が一気に弛緩すると空気が押し出されて咳になります。咳が出るとき、気道の断面積は通常の1/3以下になります。狭いところを通過して空気が一気に吐き出されるため、咳の速度は160～220m/秒（通常の呼息は6～7m/秒）にも達します。

Q14 呼吸音にはどのような意味があるの？

A 呼吸をしているときにヒューヒュー、ゼーゼーなどの音がすることがありますが、これを喘鳴といいます。喘鳴は、① 気管支の粘膜に浮腫や炎症が生じる、② 分泌液が増える、③ 気管支壁の平滑筋に攣縮が起きるなどが原因で、気管支の内径が狭くなることによって生じます。吸息では気管支の内径が広がる

ため、あまり喘鳴はしませんが、呼息のときには内径が狭くなるので、呼息と共鳴して喘鳴が発生し、また呼息時間が延長します。

汚染された空気やたばこの煙を吸入すると、生体は、汚染物質を体内に吸い込まないように防御反応を起こします。そのため気道が狭くなり、咳込みます。また完全に閉塞しなくても、狭くなった気道に空気が通りますので、喘鳴が起きることになります。

また、**肺循環**が円滑に行われなくなると、呼息時(こそく)、吸息時(きゅうそく)ともに喘鳴が生じることがあります。

Q15 呼吸運動を調節しているのはどこ？

A 運動をして酸素の消費量が増えた場合を考えてみましょう。生体は無意識のうちに大量の酸素を取り込もうとします。その結果、呼吸は速くなります。一方、心臓も拍動を速め、酸素を組織に送り込むように働きます。このように、胸郭の吹子運動と心臓のピストン運動が協力して働くため、運動直後は呼吸が速くなり、胸がドキドキしてくるのです。

それでは、こうした動きを調節しているのは身体のどこでしょう。運動によって多くの酸素が消費されれば、二酸化炭素の産生も高まります。すると、血液中の二酸化炭素分圧（PCO_2）が上昇して脳脊髄液のpH濃度が高くなり、脳（延髄）(えんずい)の呼吸中枢が刺激されます。その結果、呼吸運動が速くなり、換気が増すことになるのです。

運動時だけでなく、発熱時にも呼吸が速くなります。これは、発熱（血液の温度の上昇）が**呼吸中枢**を刺激し、その結果、呼吸

運動が活性化されるためです。

ガス交換

Q16 なぜヒトには酸素が必要なの？

A 成人は、1日に約2,400kcalのエネルギーを消費しています。自動車や電車やロケットはどのようにして動くか考えてみましょう。自動車はガソリンを空気中の酸素で燃やし、その燃焼エネルギーで動きます。ロケットもロケット燃料を燃やして動きますが、宇宙では空気がない（酸素がない）ため、燃料と一緒に酸素を積んでいきます。電車は電気で動きますが、この電気をつくるために石炭や天然ガスを燃やしています。

身体は電車やロケットと同様に、燃料を燃やしてエネルギーを得ています。この燃やすということは、化学的には酸化するといいます。物質が酸化するときにはエネルギーが出ます。私たちも、呼吸によって得た酸素で食物を酸化し、エネルギーを得ています。ヒトの燃料はガソリンや天然ガスではなく、糖（ブドウ糖）、脂肪およびタンパク質です。これを体内で酸化し、ATP（アデノシン三リン酸）という化学物質をつくり出してエネルギーとしているのです。

炭水化物からATPをつくり出す場合、酸素がないと分解がピルビン酸や乳酸までしか進まず、2単位のATPしかできません。しかし、酸素があると分解がさらに二酸化炭素と水まで進み、36単位ものATPをつくり出すことができるようになります。

Q17 ガス交換ってどんなもの？

A ガス交換（酸素と二酸化炭素とのやり取り）が行われるのは、肺（空気との外呼吸）と細胞（毛細血管との内呼吸）の2か所です（→p.22、Q2参照）。肺での外呼吸を例にとってガス交換の仕組みを考えてみましょう。

肺胞の周囲には、たくさんの毛細血管が網の目のように張り巡らされています。全身の細胞から肺胞に流れてくる血液（静脈血）には酸素が少なく、生命活動を行った残渣である二酸化炭素が多く含まれています。毛細血管と肺胞の隙間はわずか0.2～0.25μmと薄く、肺胞にある空気の成分と血液の成分は、ここで入れ替わります。これをガス交換といい、酸素を多量に含んだ血液（動脈血）に生まれ変わります。

外呼吸によって二酸化炭素が減り、酸素が増えた血液は、循環器系によって全身の細胞まで行き渡ります。全身の細胞では、細胞膜を通して酸素と二酸化炭素の受け渡しが行われます。そして、生命活動によって再び血液中の酸素が減り、二酸化炭素が増えると肺でガス交換が行われるという過程が繰り返されます。

このようなガス交換は、いずれも拡散という原理を利用して行われています（→p.39、Q19参照）。

MEMO　　　　　**肺動脈と肺静脈**

心室からは動脈が出ており、心房へは静脈が戻ります。動脈血は酸素が豊富であり、静脈血には二酸化炭素が多く含まれます。肺循環系においては、右心室から出た静脈血は肺動脈を通って肺（肺胞）へ流入します。肺胞で、静脈血中の二酸化炭素と酸素が交換されると、動脈血として肺静脈から心房に戻ります。肺動脈に流れているのは静脈血、肺静脈に流れているのは動脈血です。

Q18 ガス分圧って何のこと？

A　　空気中には、窒素78.5％、酸素20.8％、二酸化炭素0.04％、水（水蒸気の形で）0.6％、そのほかの気体（アルゴンなど）0.06％の割合の気体が含まれています。また、この空気は1気圧ですから、それぞれの気体の気圧は、窒素0.785気圧、酸素0.208気圧、二酸化炭素0.0004気圧、水（水蒸気）0.006気圧、そのほかの気体0.0006気圧ということになります。これを、それぞれの気体の分圧といいます。

　この気体の分圧のことを表したのが、ドルトンの法則です。それぞれの分圧を表示するのに、$PN_2＝0.785$、$PO_2＝0.208$、$PCO_2＝0.0004$と表示します。すなわち、窒素分圧0.785気圧、酸素分圧0.208気圧、二酸化炭素分圧0.0004気圧ということです。この分圧を水銀柱で表すには、上記の気圧に760を掛けます。

空気の分圧　窒素分圧 $PN_2＝0.785×760＝596.6mmHg$

　　　　　　酸素分圧 $PO_2＝0.208×760＝158.08mmHg$

　　　　　　二酸化炭素分圧 $PCO_2＝0.0004×760＝0.304mmHg$

Q19 どうして身体のなかでガスの交換ができるの？

A ガス交換は拡散という物理現象を利用して行われます。拡散というのは、2つの液体や気体の成分濃度が異なる場合、高濃度から低濃度の方向へ物質の移動が起こり、一定の成分濃度になるという物理現象です。

体内を循環してきた静脈血には、末梢で酸素を放出し、代わりに取り込んだ二酸化炭素が多く含まれています。この二酸化炭素は、肺毛細血管の**内皮細胞**と**肺胞細胞**という二層の細胞層を通して肺胞側へ出ていきます。また、肺胞のなかにある空気中の酸素も、この二層の細胞層を通り、肺毛細血管側へと移動してきます。

この二酸化炭素と酸素の移動の原理は気体の拡散という現象です。拡散は気体の膜（細胞層）透過性の違いや、ヘモグロビンとの結合力の違いなどにより決定されます。肺静脈血、肺胞気、肺動脈血それぞれにおける、酸素と二酸化炭素分圧を**表1-2**に示しました。

■ 表1-2　酸素分圧と二酸化炭素分圧

(単位:mmHg)

	肺静脈血(肺動脈)	肺胞気	肺動脈血(肺静脈)
O_2	40	104	100
CO_2	46	40	40

Q20 酸素はどうやって全身に運搬されているの？

A 酸素を全身の細胞に運搬する役割を担っているのが、赤血球のヘモグロビン（血色素）です。ヘモグロビンは、ヘムという色素とグロビンというタンパク質からできています。ヘムの主成分である鉄（ヘム鉄）は酸素と結合し、酸素ヘモグロビンとして全身を巡ります。

酸素ヘモグロビンは、緊急に酸素を必要とする場面に遭遇すると、容易に酸素を切り離すことができ、この仕組みを利用して細胞に酸素を受け渡しています。緊急の場面とは、低酸素状態、二酸化炭素の高濃度状態、pHが低い状態、高体温時などです。

酸素と結合している酸素ヘモグロビンの割合を示すものが酸素飽和度（SaO_2）です。基準値は95〜98％で、サチュレーションともいいます。正確な測定は血液ガス分析で行いますが、パルスオキシメータの測定端子を指先につけ、10秒程度で簡単に測定することもできます。パルスオキシメータは皮膚をとおして測定する動脈血酸素飽和度（SpO_2）です。SpO_2の基準値は96〜99％です。

MEMO　　　　　低酸素血症

動脈血中の酸素が不足し、動脈血酸素分圧（PaO_2）が低下した状態（PaO_2の基準値は80〜100mmHg）。さまざまな原因で低酸素血症が現れ、長く続くと正常な活動ができなくなります。症状は、軽い場合には頻脈、精神障害、呼吸促迫の三大症状のほか、血圧が上昇し、チアノーゼが現れることもあります。貧血がある場合には還元ヘモグロビン量が少なくなるため、チアノーゼは現れにくくなります。重度になると、意識不明、痙攣、血圧下降、徐脈などが現れ、放置すると死に至ります。

Q21 二酸化炭素はどうやって体外に排出されるの？

A　血液中の二酸化炭素は、約90％が炭酸水素イオン（HCO_3^-）として血漿中に存在しており、酸素を切り離した還元ヘモグロビンと結合している二酸化炭素は、残りのごくわずかです。

二酸化炭素の運搬に赤血球はかかわっていないのでしょうか。二酸化炭素が水と反応し、炭酸水素イオンと水素イオン（H^+）に解離するときに、赤血球内の炭酸脱水酵素が重要な役割を果たしています。炭酸水素イオンとして血漿中を移動した二酸化炭素は、肺胞で水（H_2O）と二酸化炭素（CO_2）になり、呼気として体外に排出されます。

Q22 二酸化炭素が排出されないとどんなことが起こるの？

A　ガス交換に障害が起きて二酸化炭素の排出が円滑にできなくなると、血液中の二酸化炭素が増えていきます。すると、血液のpHは次第に酸性に傾いていきます。これは、次のような機序で起こります。

正常な状態では、血液中の二酸化炭素は、赤血球内にある炭酸脱水酵素の働きで水（H_2O）と反応し、炭酸水素イオン（HCO_3^-）と水素イオン（H^+）に解離します。すなわち、二酸化炭素は炭酸水素イオンの形で肺に運ばれ、肺で再び二酸化炭素と水になり、体外へ排出されるのです。

二酸化炭素の排出が正常に行われているとき、血液のpHは7.40で弱アルカリ性に保たれます。これは、この範囲内で代謝を促進する酵素がよく働くからです。

　二酸化炭素の排出がうまくいかなくなると、血液中に炭酸水素イオンとともに水素イオンが増えてきます。水素イオンが増えると、血液は酸性方向に傾いてきます。これがアシドーシスです。反対に、二酸化炭素分圧が低下すると血液はアルカリ性方向に傾いていき、アルカローシスになります。

　ガス交換の障害により、血液のpHが7.40未満になった状態を呼吸性アシドーシスといいます。呼吸性アシドーシスを起こす原因疾患には、慢性閉塞性肺疾患（COPD）、重度の肺炎、肺水腫、喘息などがあります。

MEMO　　pH（ピーエイチ、ペーハー）

物質の酸性、アルカリ性の度合いを示す数値をpH（水素イオン指数）といいます。通常、0～14までの値で表し、純水はpH7.00で中性です。pH＜7.00は酸性、pH＞7.00はアルカリ性です。

MEMO　　アシドーシスとアルカローシス

アシドーシスは血液が酸性に傾くこと（pH＜7.40）、アルカローシスは血液がアルカリ性方向に傾くこと（pH＞7.40）です。アシドーシスは頻脈、血圧の上昇、心拍数の増加、浮腫などを起こします。アルカローシスは心拍数の減少、血圧の低下、血流の減少などを起こします。（p.297、Q10も参照）

Q23 ガス交換がうまくできないと身体はどうなる？

A 　肺でのガス交換に障害が生じると、酸素摂取がうまくできなくなります。この状態を肺胞換気障害といい、代表的な疾患に**慢性閉塞性肺疾患（COPD）**があります。

　ガス交換がうまくできなくなる原因は、肺胞や気管支の障害です。肺胞が傷害を受けると肺胞の収縮が悪くなり、二酸化炭素が溜まっていくため、酸素の取り込みが悪くなります。また、空気の通り道である気管支が狭窄すると、肺の残気量が増え、酸素が十分に入ってこなくなります。

　血液中のヘモグロビンは肺で酸素と結合し、細胞で酸素を離して還元ヘモグロビンになります。そして、再び肺で酸素と結びつき、全身を巡ります。しかし、肺でのガス交換が円滑に行えないと、還元ヘモグロビンが増えて細胞は酸素不足に陥ります。この状態をチアノーゼといいます。

MEMO 　　　　**慢性閉塞性肺疾患（COPD）**

COPD は、Chronic Obstructive Pulmonary Disease の略。以前は慢性気管支炎、肺気腫という病名でしたが、実際にはこの 2 つの病気が混在しているケースが多く、明確に区分するのが困難なため、これらを合わせて COPD とよびます。肺への空気の流れが悪くなり、咳や痰、息切れなどを起こします。

MEMO 　　　　　　　**チアノーゼ**

皮膚や粘膜の色が青紫色に見える状態です。表在毛細血管内の還元ヘモグロビンが 5g/dL 以上になると、チアノーゼが生じます。耳朵、鼻尖、頬、指先、口唇など、血管が皮膚や粘膜の直下にある部分でみられます。

酸素投与が必要な場合

　大気中には20.8％の酸素が存在します。通常の換気とガス交換を行うことができれば、体内の酸素は不足することはありません。しかし、大気中の酸素濃度で酸素が補えない場合には、酸素投与が行われます。

　呼吸筋の障害によって呼吸運動が制限され、身体に必要な酸素が取り込めず、呼吸困難を起こした場合には酸素投与が必要です。また、肺炎、喘息、肺腫瘍、肺癌などの病変により、気道や気管支が狭窄したり、肺胞の面積が減少したり、肺の伸縮性が減少すると、呼吸中枢の興奮によって呼吸困難が生じます。このような場合にも、酸素投与を行います。

Q24 呼吸困難はなぜ起きるの？

A　呼吸困難は息が苦しい、呼吸が十分にできないという症状です。呼吸数が多くなる、1回換気量が少なくなっている、苦悶様顔貌をしているなど、他覚的に努力呼吸をしている状態がみられることがあります。ほとんどの場合、酸素欠乏の状態になっているため、病態生理学ではPaO_2が減少し、$PaCO_2$が増加した状態を呼吸不全としています。

　肺胞での換気量が減って肺胞でのガス交換に障害が生じると、呼吸困難を引き起こします。重度の気管支喘息や肺気腫などによる呼吸困難は、気道での流量の低下が原因で起こります。$PaCO_2$は上昇し、呼吸性アシドーシスになります。間質性肺炎、肺線維症などでは、肺胞でのガス交換に障害が生じます。

MEMO　　努力呼吸

身体が必要とする酸素を吸入するために、胸郭を大きく動かして呼吸をしている状態です。吸息時に鼻翼が広がる鼻翼呼吸、頸部や肩の呼吸補助筋を使う肩呼吸なども、努力呼吸の一種です。

MEMO　　間質性肺炎

肺胞を取り囲んでいる薄い壁（間質）に炎症が起きた状態を間質性肺炎といいます。間質には、ガス交換を行うための毛細血管が張り巡らされています。炎症が進むと肺が硬くなって膨らみが悪くなり、酸素の吸収効率が悪くなります。

MEMO　　肺線維症

塵肺、膠原病、特発性間質性肺炎などが進行し、肺が硬く縮んで線維化し、ガス交換能が低下した状態です。

Q25 体位によって息苦しくなったりするのはなぜ？

A 呼吸運動を行いやすい体位は立位や座位です。重力の作用で腹部内臓が下がり、横隔膜の動きが大きくなるため、呼吸運動が大きくできるからです。また、肺のうっ血が起こりにくくなるため、肺での換気面積も大きくなります。呼吸困難を起こした患者が起座呼吸をすると呼吸が楽になるのはこのためです。

　仰臥位や側臥位では、体重による圧迫で肺にうっ血が起こりやすくなります。また、肋骨や胸骨の動きが制限されます。さらに、腹部内臓によって横隔膜の動きがある程度制限され、肺での換気量は減少してしまいます。

呼吸機能が低下している場合に同じ体位を取り続けると、身体の下側になった部分に分泌液が停留しやすくなり、肺胞が押しつぶされた状態になる危険性もあるため、注意が必要です。

Q26 呼吸が止まると数分で心臓も停止するのはなぜ？

A 血液中に含まれている酸素の量は、最大で約1Lほどです。ヒトは、安静時でも1分間に300mLの酸素を必要としますので、呼吸によって酸素が供給されない場合、約3分で酸素を使い切ってしまいます。呼吸停止から約4分経つと心筋が酸欠になり、心臓が停止します。その結果、血液の循環がなくなり、脳細胞は次第に壊死し始めます。

ドリンカーの救命曲線によれば、呼吸が停止してから4分経つと救命率は50%になり、8分経つと蘇生が不可能になります（**図1-6**）。なお、最近ではカーラーの救命曲線がよく用いられています（**図1-7**）。

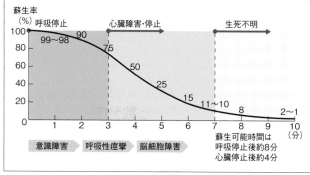

■ 図 1-6　ドリンカーの救命曲線

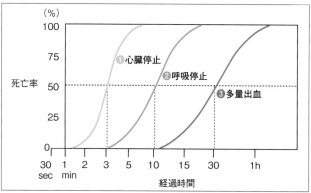

■ 図1-7　カーラーの救命曲線(緊急事態における時間経過と死亡率)

口すぼめ呼吸は呼吸困難の対処法

呼吸の基本は十分に息を吐ききることです。呼息が不十分だと吸息が十分に行えず、呼吸困難が助長されます。しかし、肺や気管支に障害があると、十分に息を吐ききることが難しくなります。このような時には、口すぼめ呼吸を行うと楽になります（図1-8）。

口すぼめ呼吸とは、口を閉じて鼻から息を吸い、口をすぼめてゆっくりと少量ずつ息を吐くという呼吸法です。口をすぼめずに息を吐くと、気道内は陰圧になり、肺胞の細気管支が塞がって空気が出にくくなります。口をすぼめて少しずつ息を吐くと、気道内は陽圧になり、気管支が閉塞しないので、十分に空気を吐ききれます。

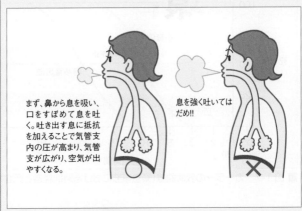

まず、鼻から息を吸い、口をすぼめて息を吐く。吐き出す息に抵抗を加えることで気管支内の圧が高まり、気管支が広がり、空気が出やすくなる。

息を強く吐いてはだめ!!

■ 図1-8　口すぼめ呼吸

Chapter 2

循環器系

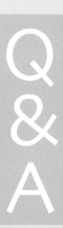

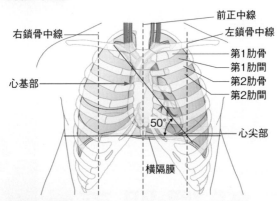

循環器系口絵

◉ 心臓の位置 ◉

- 前正中線
- 右鎖骨中線
- 左鎖骨中線
- 第1肋骨
- 第1肋間
- 第2肋骨
- 第2肋間
- 心基部
- 50°
- 心尖部
- 横隔膜

◉ 心臓の血管 ◉

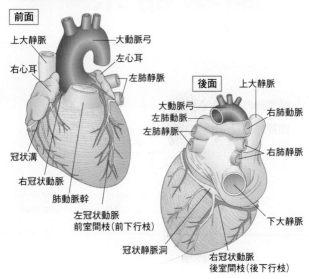

前面

- 上大静脈
- 大動脈弓
- 左心耳
- 右心耳
- 左肺静脈
- 冠状溝
- 右冠状動脈
- 肺動脈幹
- 左冠状動脈
  前室間枝（前下行枝）

後面

- 大動脈弓
- 左肺動脈
- 左肺静脈
- 上大静脈
- 右肺動脈
- 右肺静脈
- 下大静脈
- 冠状静脈洞
- 右冠状動脈
  後室間枝（後下行枝）

刺激伝導系
しげきでんどうけい

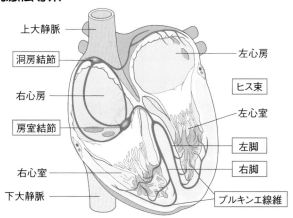

- 上大静脈
- 洞房結節
- 右心房
- 房室結節
- 右心室
- 下大静脈
- 左心房
- ヒス束
- 左心室
- 左脚
- 右脚
- プルキンエ線維

心臓の内腔

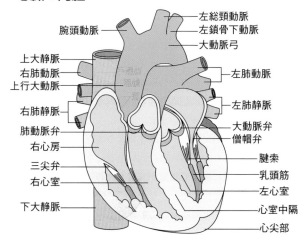

- 腕頭動脈
- 左総頸動脈
- 左鎖骨下動脈
- 大動脈弓
- 上大静脈
- 右肺動脈
- 上行大動脈
- 右肺静脈
- 肺動脈弁
- 右心房
- 三尖弁
- 右心室
- 下大静脈
- 左肺動脈
- 左肺静脈
- 大動脈弁
- 僧帽弁
- 腱索
- 乳頭筋
- 左心室
- 心室中隔
- 心尖部

循環器の構造と心臓

Q1 循環とは何だろう？

A　生命活動を行うために必要な酸素、栄養素、ホルモンなどが細胞や組織に運ばれ、再び元に戻ってくることを循環といいます。いわば体内の物流システムともいうべき循環にかかわるのは、心臓、血管、リンパ管です。この循環には、肺循環と体循環の２つの経路があります。

心臓から出て行く血管を**動脈**、心臓に戻ってくる血管を**静脈**といいます（**図2-1**）。また酸素を多く含んだ血液を**動脈血**、酸素が少なく二酸化炭素を多く含んだ血液を**静脈血**といいます。心臓は循環のおおもとで、ポンプの働きをしています。全身の循環は、心臓から大動脈へ血液が送られることから始まります。道路に例えると幹線道路です。

体循環では大動脈は枝分かれを繰り返し、次第に細くなっていき最終的に**毛細血管**となります。毛細血管は、住宅密集地の細い路地のように細胞の一つひとつにつながっており、毛細血管の血液から染み出した細胞は**組織間液**と**細胞内液**が相互に移動することで、物質の交換を行っています。

酸素や栄養を細胞に渡し、二酸化炭素や老廃物を積み込んだ毛細血管は、まとまりながら次第に太い血管になり、心臓へと戻っていきます。心臓に戻る静脈血が流れる**大静脈**も、大動脈と同様に幹線道路と考えられます。すなわち、**心臓→動脈→毛細血管→静脈→心臓**ということになり、この経路で体内の循環が繰り返されます。

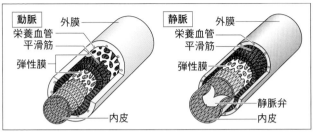

■ 図 2-1 動脈と静脈の構造

Q2 肺循環と体循環の違いは？

A 　全身を巡ってきた静脈血は、右心室から肺動脈に流れ込み、2方向に分かれて肺門から左右の肺に流入します。肺で二酸化炭素を体外に排出し、酸素を受け取ると、動脈血へと生まれ変わります。こうして酸素を豊富に含んだ動脈血は、肺静脈に入り、左心房に注ぎ込まれます（図2-2）。

　このように右心室→肺動脈→肺→肺静脈→左心房という経路で行われる循環を肺循環といいます。

　一方、左心室→大動脈→全身の器官・組織→上大静脈・下大静脈→右心房という経路で全身を巡っているのが体循環です。左心室から出た大動脈は何本もの動脈枝を出し、その動脈枝がさらに枝分かれして全身に血液を送ります。

　循環器は呼吸器と密接に関係していて、肺循環も体循環も**ガス交換**を行っています。肺循環では、呼吸運動によって得られた空気から酸素を受け取り、二酸化炭素を受け渡しています。これを**外呼吸**といいます。一方、体循環では、細胞に酸素を渡し、活動

によって出た二酸化炭素を受け取っています。これを内呼吸（ないこきゅう）といいます（→p.37、Q 17参照）。

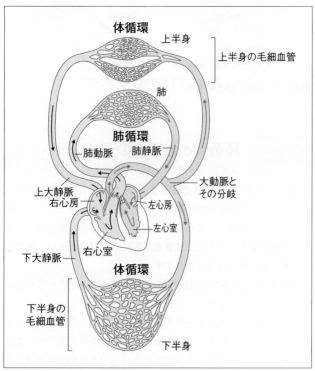

上半身の毛細血管

肺

肺循環

肺動脈　肺静脈

大動脈とその分岐

上大静脈
右心房

左心房

左心室

下大静脈

右心室

体循環

下半身の毛細血管

下半身

体循環

上半身

■ 図2-2　体循環と肺循環

MEMO　**肺循環と体循環に要する時間**

肺循環に要する時間は約３～４秒、体循環に要する時間は約２０秒です。

MEMO
左心系と右心系
左心房、左心室を左心系、右心房、右心室を右心系といいます。

Q3 心臓はどのようにして 血液を送り出しているの？

A 心臓は4つの部屋をもつ握りこぶし大の臓器です。休むことなく収縮と拡張を繰り返しており、この拍動を心拍といいます。心拍数は成人で1分間に60〜70回で、1回あたり約70mLの血液を送り出しています。

心臓はどのような機序で血液を送り出しているのでしょう。心臓は左右で異なった血液を取り扱っていることです。心臓の右側には静脈血が、左側には動脈血が流れています。心臓内で血液が左右に移動することはありません。血液が流れ込むのは左右ともに**心房**で、血液が送り出されるのは左右ともに**心室**です。

それでは、肺循環の流れからみていきましょう。全身を流れて心臓に戻ってきた静脈血は、大静脈から右心房に流れ込みます（図2-3）。右心房と右心室の間には**三尖弁（右房室弁）**があり、右心房から右心室に静脈血を送り込むと同時に弁が閉鎖します。次に、静脈血で満たされて拡張した右心室が心筋の働きで収縮すると肺動脈弁が開き、静脈血は肺動脈を通って肺に送られます。**静脈血は肺でガス交換され、動脈血になります。**

動脈血は肺静脈を通って左心房に戻ってきます。動脈血に満たされた左心房が収縮すると、動脈血は左心室に流れ込み、左心室が拡張します。左心室が動脈血で充満すると、左心房と左心室の間にある僧帽弁（左房室弁）が閉じます。次に左心室が収縮して大動脈弁が開き、動脈血は大動脈へ流れ込んで全身を巡ります（図2-3）。左心室は、動脈血を身体の隅々に送る必要があるので、筋肉の厚さは右心室の3倍にもなります。

　左右の心筋の収縮は交互に起こるのではなく、左右同時に起こります。心臓はポンプのように動き、一定の調律で心房と心室が連動しながら、収縮と拡張を繰り返しています。

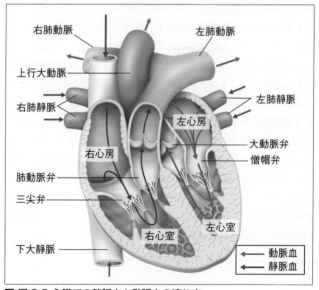

■ 図 2-3 心臓での静脈血と動脈血の流れ方

> **MEMO** 心周期
>
> 1回の拍動で心房と心室が収縮・弛緩する過程を、心周期といいます。心拍数75回/分（成人の平均心拍数）では、心周期は0.8秒（60秒/75回）になります。

> **MEMO** 心筋の特性
>
> 心臓をはじめとする内臓の筋は、自分の意思で動かすことができない不随意筋です。通常、不随意筋は縞模様のない滑らかな筋肉（平滑筋）ですが、心筋だけは、不随意筋にもかかわらず縞模様をもつ横紋筋線維でできています。また、ほかの内臓の細胞が再生可能であるのに対し、心筋の細胞は壊死すると再生が不可能です。なお、刺激伝導系を構成する細胞は特殊心筋といいます。

Q4 心筋の収縮はどのように伝わるの？

A 心臓は神経が切断されても拍動を続けることができます。これを**心筋の自動性**といい、一部の筋線維が受け持っています。心筋の自動性の興奮が始まるのは、右心房の**洞房結節**［洞結節（キース・フラック結節）］という部分です。この部分がペースメーカーです。

右心房の洞房結節からの刺激は左右の心房に伝わり、心房が収縮します。また、洞房結節の刺激は房室結節（田原の結節）、房室束（ヒス束）を介して心室に伝わり、左右の心室が同時に収縮します。この一連の経路を刺激伝導系といいます。

このようにして、心室から大血管に向けて搾り出すように、血液が送り出されます。

Q5 興奮すると胸がドキドキするのはなぜ?

A　ゆっくりとくつろいでいるときには心臓の拍動は安定していますが、興奮したり運動をすると拍動は激しくなります。この変化に関係しているのが、自律神経の交感神経と副交感神経です。

交感神経は興奮したときに、副交感神経はリラックスしたときに優位になります。この2つの神経が心臓を支配していますので、緊張したり運動したりすると交感神経が優位になり、心臓に血液をたくさん送り出すように指令を伝えます。この指令が心臓に伝わると、心筋内の筋小胞体からカルシウムイオン（Ca^{2+}）が放出され、これが心筋線維に結合して心筋が収縮し、心拍数が増加します（筋収縮の詳しい過程はp.246、Q13参照）。上記のカルシウムイオンのない状態ではカリウムイオンが多くなり、心筋は弛緩して心拍数が減少します。

Q6 心臓の血液が逆流しないのはなぜ?

A　拡張と収縮を繰り返している心臓が、血液の逆流を起こさないのは、一方向だけに血液が流れる仕組みをもっているからです。この仕組みの要点になるのが、4つの弁です。

心臓には4つの弁があり、心房から心室、心室から動脈（大血管）という方向にだけ血液が流れるようになっています（図2-4）。右心房から右心室に血液が流れるときには、間にある三尖弁（右

房室弁）が進行方向に向かって開き、血液を通します。弁は逆方向へ開くことができないため、心室から心房への逆流、大血管から心室への逆流は起こらないのです。

　弁が障害されてうまく開閉できなくなると、血液の逆流が起きたり、心筋が収縮しても血液を送り出せなくなります。この状態を心臓弁膜症といいます。弁が機能しなくなると、心臓は同じ血液を何度も送り出す必要があるため、過重負荷になります。重篤化すると心不全を引き起こします。

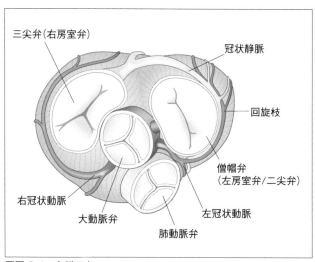

三尖弁（右房室弁）
冠状静脈
回旋枝
僧帽弁
（左房室弁／二尖弁）
右冠状動脈
大動脈弁
左冠状動脈
肺動脈弁

■図 2-4　心臓の弁

弁の位置と名称

心臓の弁は全部で４つあります。そのうちの１つ（左房室弁）だけが弁の膜が２枚で、ほかの３つは弁の膜が３枚です。

右心房と右心室の間は三尖弁（右房室弁）です。

左心房と左心室の間は僧帽弁（左房室弁）です。

肺動脈への出口は肺動脈弁です。

大動脈への出口は大動脈弁です。

心臓弁膜症

心臓弁膜症の85％は、左心房と左心室の間にある僧帽弁（左房室弁）の障害から起きています。先天性、後天性の弁膜症があります。後天性の心臓弁膜症で最も多い原因は動脈硬化やリウマチ熱です。弁膜症には２つの型があります。狭窄症は弁の開きが悪なって血流の流れが妨げられる状態です。閉鎖不全症は弁の閉じ方が不完全のため血液が逆流してしまう状態です。

心不全

心臓の収縮力が弱まり、体の臓器や組織の需要を満たすだけの血液を送り出すことができなくなった状態。臓器・組織の循環障害を生じ、静脈や肺のうっ血が生じます。

Q7 心臓はどこから酸素や栄養を得ているの？

A 　心臓には常に静脈血と動脈血が満たされていますが、心臓が動く際に必要な酸素や栄養は、別の血液から得ています。心臓にエネルギーを供給しているのが冠状動脈（冠動脈）です。冠状動脈は大動脈弁のすぐ上方にある上行大動脈から分枝し

ています。**右冠状動脈**と**左冠状動脈**の左右2本に分かれ、さらに
左冠状動脈は前室間枝と回旋枝の2本に枝分かれします。

　冠状動脈が何らかの原因で狭窄や閉塞した状態によって引き起
こされる疾患を、**虚血性心疾患**といいます。毛細血管はどこかが
詰まってもほかの動脈から血液が得られるようになっています
が、冠状動脈にはこうした応援の血管がありません。そのため、
冠状動脈が狭窄や閉塞を起こすと、心筋に血液が流れなくなり、
障害が現れます。

MEMO　　　　　　　　**虚血性心疾患**

　心筋への酸素供給量が減少することによって起きる疾患。心筋の
障害が可逆的なものを狭心症、不可逆的なものを心筋梗塞といい
ます。

Step up COLUMN

メタボリック症候群と心筋梗塞

　心臓の虚血により、心筋が壊死する疾患を心筋梗塞といいます。
高血圧、脂質異常症、糖尿病などの生活習慣病は独立した疾患では
なく、それらの根底に、肥満（内臓に脂肪が蓄積した内臓脂肪型肥
満）があり、それが原因になっていることが明らかになってきまし
た。内臓脂肪型肥満によってさまざまな疾病が引き起こされやすく
なった状態を、メタボリック症候群といい、心筋梗塞の危険性も増
します。

Q8 心音はどのように聴こえる？

A
心音は心臓の弁が閉じるときに生じる音です。心臓から血液が送り出されるためには、心房と心室の間の房室弁と、心室と動脈の間の動脈弁が開閉する必要があります。

心房が収縮して血液が心室を満たすと、房室弁（僧帽弁と三尖弁）が閉じ、それに伴って心室が収縮を始めます。心音の第Ⅰ音は、このときの音です。

心室が収縮して血液を動脈に送り出すと、動脈弁（大動脈弁と肺動脈弁）が閉鎖されます。これが心音の第Ⅱ音です。

心臓の鼓動をドクンというように表しますが、注意深く聴いてみると1回のドクンはド、ドと2回に分けて聴くことができます。これは前述したように、4個の弁が2回に分かれて閉鎖するためです。1回目は**心房と心室の間の弁**が、2回目は**心室から動脈への出口の弁**が閉鎖する音です。

弁に開閉不全や狭窄があると、心音に加えて異常な音が発生します。これを**心雑音**といいます。

MEMO

心音の聴診

心音の聴診は、第Ⅰ音は心尖部、第Ⅱ音は両側第2肋間の高さの胸骨縁で、最もよく聴き取ることができます。第Ⅰ音は鈍く低い音、第Ⅱ音は鋭く高い音が聴こえます。

心電図の波形から何がわかるの？

A 　心電図は心臓の興奮によって発生する心筋の活動電位を記録したものです。心臓が1回拍動するごとに、P波、QRS波、T波という3つの波が現れます（**図2-5**）。P波は心房が興奮する時に発生する波、QRS波は心室が興奮する時に発生する

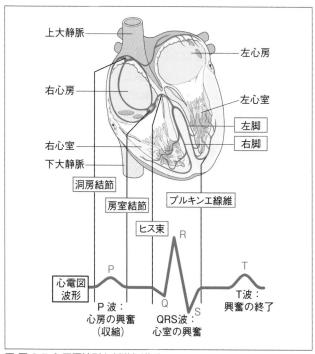

■ 図 2-5 心電図波形と刺激伝導系

波、T波は興奮した心室が回復していくときに発生する波です。描き出された波形から、心臓疾患の有無、疾患の種類などがわかります。

　左心室肥大の場合はR波が増高します。狭心症ではST部分が低下し、心筋梗塞ではST部分が上昇するとともに、異常Q波が出現します。また、不整脈がある場合にも心電図の波形に異常が現れます。

Q10 心機能が低下するとどうなるの？

Ａ　心機能が低下すると、心臓から送り出される血液の量が減少します。そのため、身体には次の①〜③の病態が起こります。

①身体の末梢では酸素不足が起こり、二酸化炭素や乳酸などの老廃物が排泄されない状態になります。

②腎臓の糸球体に行く血液も減少するので、尿量が減少します。

③脳に行く血液も減少するので、脳では酸素不足が進行し、虚血（きょけつ）状態になります。

MEMO　　　うっ血

静脈の血流が妨げられ、臓器や組織に血液が滞っている状態をうっ血といいます。心臓の障害が原因の場合は全身にうっ血が起こり、血栓が血管に詰まった場合には局所にうっ血が起こります。

Q11 浮腫はなぜ起きるの？

A 　浮腫は体液の循環に異常が起きると生じます。その原因は4つあります。

1. 心機能障害
2. 肝機能障害
3. 腎機能障害
4. リンパ管閉塞

これらの原因は密接に関連しています。

まず、正常の状態を考えてみましょう。体内の毛細血管においては、動脈側では35mmHgの血圧があり、静脈側では15mmHgの血圧があります。そして、血漿タンパク質による**膠質浸透圧**が通常の状態で25mmHgあります。膠質浸透圧というのは、血漿中のタンパク質によって生じる浸透圧のことです。タンパク質には水をひき寄せる力があり、毛細血管のような半透膜を隔てて濃い液と薄い液があると、水は濃い液のほうにひき寄せられ、同じ濃度になるように働きます。

通常、動脈側では35mmHgの血圧に相当する水が、毛細血管の外に移動しようとしていますが、膠質浸透圧25mmHgが水をひき寄せるため、血管から組織に浸出する水は 35 − 25 = 10mmHg になります。一方、静脈側では15mmHgしか血圧がかかっていないので、水を外に移動させる力（15mmHg）よりひき寄せる力（膠質浸透圧 = 25mmHg）が大きくなり、その差10mmHg分の水が組織から血管内へ浸入します。その結果、動脈側と静脈側で差し引きゼロになり、浮腫は生じません。

ここで、4つの浮腫の原因との関係をみてみましょう。

1. 心機能障害によって心臓の右心系（静脈側）が機能低下を起こすと、静脈血が肺に送り出されにくくなり、静脈側にうっ滞を生じ、毛細血管の静脈側の血圧が高くなります。組織に浸出した水分の回収量が減少し、組織に水分が滞留します。

2. 肝機能障害によってタンパク質（アルブミン）の合成能が低下すると、血液の膠質浸透圧が低下し、組織に水分が滞留します。

3. 腎機能障害によって水分の排泄量が低下すると、体循環量が増し、毛細血管の動脈側の血圧が高くなり、組織に余計な水分が浸出します。そのため尿量が減少します。

4. リンパ管は組織の水分を回収して静脈に運ぶ働きがあり、正常な状態では、水分の滞留はすべてリンパ管の働きで解消されています。リンパ管が閉塞すると、末梢の組織から水分が回収できなくなり、浮腫を起こします。

Step up COLUMN

浮腫が生じたときのケアのポイント

　組織に水分が滞留すると浮腫を生じ、血行障害を起こして蒼白（そうはく）になり、冷たく感じるようになります。浮腫によって皮膚や粘膜は薄く伸展し、傷つきやすくなります。また、組織の酸素不足で免疫機能が低下するため、感染を起こしやすくなります。

　このような状態のときに注意することは、皮膚を清潔に保ち、感染予防のために皮膚を保護することです。清拭（せいしき）を行う際には、強い力で拭きすぎないように注意しましょう。

> ## MEMO　　　　　　　　浮腫
>
> 浮腫は血液の水成分が組織（組織間隙）に滞留した状態をいいます。

> ## MEMO　　　　　　組織（組織間隙）
>
> 血管内、リンパ管内、細胞内を除いた空間が組織間隙（かんげき）で通常組織といいます。組織にたまった水分を組織液（組織間液、細胞間液、間質液）といいます。毛細血管から組織に酸素や栄養を含んだ水分が染み出し、一部が細胞内に入り込みます。この段階で細胞に入った水は細胞内液になり、逆に細胞から二酸化炭素や老廃物を含んだ水が組織に染み出し、再び毛細血管に入り込んで心臓に戻ります。

Q12　ショックとはどのような状態のこと？

A　　急激な循環不全に陥り、重要な臓器が機能不全になった状態をショックといいます。意識、脈拍、呼吸、血圧、尿量、代謝などに異常をきたし、生命に重篤な状態となります。ショックには、出血性、心原性、神経原性、細菌性、アナフィラキシー、熱傷性などの原因があります。

　出血性ショックは、出血によって循環血液量が減少するために生じます。**心原性（しんげんせい）ショック**は、急激に心機能が低下して循環血流量が減少することによって起こります。心筋梗塞、弁膜疾患、心筋症、肺塞栓などが原因で発生します。**神経原性（しんけいげんせい）ショック**は、不安や疼痛、麻痺など神経の作用で末梢血管が拡大し、心機能が追いつかなくなることで起こります。**細菌性（さいきんせい）ショック**は、大腸菌な

どのグラム陰性桿菌からの毒素、エンドトキシン（リポポリサッカライド）が原因で生じます。細菌性ショックはエンドトキシンショックともいいます。**アナフィラキシーショック**は、食物や薬物などのアレルギー反応によって生じます。また、**熱傷性ショック**は熱傷によって体液（細胞外液）が失われることで生じます。

　ショックを起こすと、**交感神経**が刺激されて体表面の血管が収縮し、身体の深部血管が拡張します。このため、血液は内臓臓器のほうに優位に送られ、体表面の血管には送られにくくなるため、蒼白になります。

MEMO　　　　　**心筋症**

心臓を動かす筋肉である心筋が何らかの原因で障害され、心臓のポンプ機能が低下して血液循環が正常に行われなくなる状態。心筋の収縮力が低下する拡張型心筋症、心筋細胞に肥大が生じる肥大型心筋症などがあります。

MEMO　　　　**ショック時の体位**

ショックを起こすと血液循環が減少するため、末梢で血液不足を起こします。そのため、最も重要な脳に血液が行くように、頭部は低めにして仰臥位を取ります。

MEMO　　　　　**細胞外液**

細胞の外にある水のこと。細胞外液の１／４が血液中に存在し、３／４が組織液（組織間液）として存在しています。なお、細胞の中にある水分を細胞内液といいます。

血管（動脈と静脈）の構造

Q13 動脈と静脈の構造はどうして違うの？

A 毛細血管を除く血管は、**内膜**、**中膜**、**外膜**の３層から構成されていますが、動脈と静脈ではその構造に違いがあります。

動脈は、心臓から出た血液を末梢にまで運ぶ役割を果たしており、常に拍動性の血流と血圧に暴路されています。そのため、動脈の中膜は平滑筋と弾性線維によって厚みがあり、伸縮性と弾力性があります。また、血管内部の圧が減っても丸い形が保てるようになっています。

これに対して静脈では、毛細血管を通過した血液が常に一定の量と速度で、後から来る血液に押されて流れます。静脈は血管が伸縮する必要がないため、中膜の平滑筋が少なく、弾力性に乏しいのが特徴です。血管壁は薄く、皮膚の表面にある静脈は指で圧迫することで血流を止めることができます（→p.53、**図2-1**参照）。

Q14 静脈血はなぜ逆流しないの？

A 動脈血は心臓の収縮によって押し出されますので、末梢にまで容易に到達します。しかし、静脈血は心臓のような強力なポンプ作用の援助を受けませんので、心臓に戻るまでの間に逆流を防ぐシステムが必要になってきます。この逆流防止システムが、静脈弁です（図2-6）。

静脈血は胸郭内や右心房が陰圧になることで心臓に流れ込みます。しかし、手足が運動をしているときは遠心力が働き、血液が逆流しやすくなります。そのため、手足の末梢部に多くの静脈弁が存在し、静脈血の逆流を防いでいます。また、運動時には骨格筋が収縮して筋ポンプの役割を果たし、血流を押し流します。その時、静脈弁が開閉することで血液の還流をさらに促します。

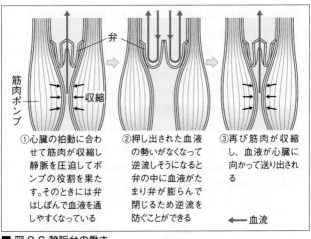

弁

筋肉ポンプ　　　収縮

①心臓の拍動に合わせて筋肉が収縮し静脈を圧迫してポンプの役割を果たす。そのときには弁はしぼんで血液を通しやすくなっている

②押し出された血液の勢いがなくなって逆流しそうになると弁の中に血液がたまり弁が膨らんで閉じるため逆流を防ぐことができる

③再び筋肉が収縮し、血液が心臓に向かって送り出される

← 血流

■ 図2-6 静脈弁の働き

Q15 動脈に起こる異常にはどんなものがある？

A　動脈には常に高い圧がかかっているので、さまざまな異常が起こります。代表的なものが動脈硬化で、血管壁にア

テローム（内部に粥状の内容物を蓄えた固まりで粥腫といいます）が生じ、血管がプラーク（動脈硬化巣）により狭窄して血流が阻害されます（アテローム動脈硬化、図2-7）。動脈硬化が進行すると、血管が閉塞して血液が全く流れなくなり、**心筋梗塞や脳梗塞（アテローム血栓性脳梗塞）**を発症します。また、血管壁がもろくなることで、**脳出血**を起こしやすくなります。なお、四肢の血管の動脈硬化が進むと、**末梢動脈疾患（閉塞性動脈硬化症）**を引き起こします。

　動脈瘤も、動脈壁の異常です。動脈の内腔が部分的、あるいは全周的に拡張し、こぶ状になります。血管壁が弱くなるため、動脈瘤が破裂する危険性が高くなります。

　動脈瘤には、① 動脈の3層構造（内膜、中膜、外膜）を保ったまま局所的に拡張する**真性動脈瘤**、② 血液が内膜の亀裂から中膜に流入する**解離性動脈瘤**、③ 外傷や感染によって動脈壁が壊され、血腫を生じる**仮性（偽性）動脈瘤**などがあります。脳にできた動脈瘤が破裂すると、**くも膜下出血**を引き起こします。

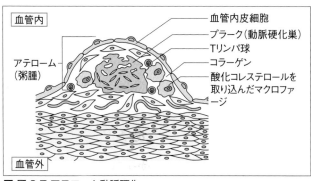

■ 図 2-7 アテローム動脈硬化

MEMO　末梢動脈疾患（閉塞性動脈硬化症）

四肢の血管の動脈硬化によって十分な血流が保てなくなり、歩行時の足の痛み、痺れ、冷感などを感じるようになります。放置すると組織の壊死が起こり、切断に至ることもあります。

Q16　毛細血管ではどのように酸素をやり取りしているの？

A　毛細血管は動脈と静脈をつなぐ直径5〜20μm（多くは7μm）の血管で、酸素を運ぶ赤血球がようやく通過できる程度の太さしかありません。また、動脈や静脈のように平滑筋をもたず、1層の**内皮細胞**と**基底膜**から構成されるため、物質の透過性に優れています。血管壁の細胞の隙間をとおして血液と組織の間で物質交換ができるのは、この透過性のおかげです。こうした優れた透過性があるため、毛細血管は別名、**交換血管**ともよばれます。

Q17　毛細血管が網の目のようになっているのはなぜ？

A　毛細血管は生体中のあらゆる細胞に酸素や栄養を届ける必要があります。そのため、それぞれの毛細血管が相互に網の目のようにつながれ、全身の組織に張り巡らされています。このように、網の目状につなぎ合わされていることを、**血管の吻合**といいます。血管相互の吻合があれば、たとえ1本の流入動脈が閉塞して血流が途絶えてしまっても、ほかの動脈からの血流を得

られるため、組織や細胞は活動を維持することができます。

Q18　終動脈とはどんなもの？

　　　動脈は枝分かれを繰り返し、組織内に行くにつれて細く
Ａ　なり、毛細血管になります（動脈側毛細血管）。この毛細血
管は、組織液を介して二酸化炭素や老廃物の回収を行い、**静脈側
毛細血管**として静脈に戻ってきます。動脈側毛細血管と静脈側毛
細血管は、網の目のようにつながっていますが、なかにはこのつな
がりから外れた動脈側毛細血管があり、これを終動脈といいます。

　組織に流れ込んでいる毛細血管が終動脈だった場合、ほかの動
脈からの血流の助けがないので、閉塞するとそこから先の細胞へ
の血流が不足し、組織が変性、あるいは壊死してしまいます。終
動脈は脳、肺、肝臓、心臓、脾臓などにみられます。脳内血管の
毛細血管が閉塞すると**脳梗塞**を起こし、心臓を養う冠状動脈が閉
塞すると**心筋梗塞**になります。脳梗塞に対しては血管内治療、心
筋梗塞に対してはカテーテル治療が行われています。

Q19　毛細血管の血液がゆっくりと流れるのはなぜ？

　　　血流の速度は血管によって異なります。一般の交通網と
Ａ　同じく、太い血管ほど血液の流れは速く、細くなるほど遅
くなります。心臓を出たばかりの大動脈では、**秒速50cm**の猛速

度で血液が流れます。しかし、末梢の毛細血管では秒速0.5〜1.0cmとゆっくりとした流れになります。

このように血流の速度に差があるのは、それぞれ目的が異なるからです。大動脈のように太い血管は、できるだけ早く血液を全身の各組織に送ることが使命です。これに対して毛細血管は、細胞との間でガス交換などの物質交換を行うのが仕事です。そのため、毛細血管の血液はゆっくりと流れているのです。

毛細血管で物質交換を終えた血液は、静脈に入ると速度を上げ、静脈内では約秒速25cmになります。

Q20 血圧は何を表しているの？

A 血圧は心臓から送り出された血液が動脈の内壁を押す圧です。血圧＝心拍出量×末梢血管抵抗で求められます。左心室の内圧は、0〜120mmHgの間で周期的に変動し、収縮期の心室内の圧は120mmHgに上昇します。左心室の収縮によって血液が大動脈に送り込まれると、動脈内の圧はいっきに、心室内の圧と同じ120mmHgを示します。

左心室から血液がすべて送り出されると、大動脈との境にある**大動脈弁**が閉じます。このとき、動脈壁は送り込まれた血液によって伸展しています。しかし、動脈は弾力に富んでいますので、やがて元の状態に戻ります。元に戻る力を利用して血液は末梢へと送られていき、動脈内の血液量が次第に減って、血管壁にかかる圧は80mmHgほどにまで下がります。心臓が収縮と拡張を繰り返すたびに、動脈にかかる圧（血圧）は変化します。

MEMO **収縮期血圧と拡張期血圧**

心臓が収縮したときに記録される血圧が収縮期血圧（最高血圧）です。正常血圧（脳、心臓、腎臓などに臓器障害を起こさない血圧値）は< 120mmHg です。これに対し、心臓が拡張したときに記録される血圧が拡張期血圧（最低血圧）で、正常血圧は< 80mmHg です。

Q21 血圧に個人差があるのはなぜ？

A 心臓が血液を送り出すときの圧は120mmHgですが個人差があります。これは、血圧の高低を決定する要素には、① 心臓の拍出量、② 血管壁の弾力性、③ 末梢血管の抵抗、④ 血管内の血液量、⑤ 血液の粘性などがあります。

Q22 高血圧はなぜ起きるの？

A 血圧は、心拍出量×末梢血管抵抗で求められます。すなわち、**心臓からの心拍出量**と**末梢血管抵抗**の両方、あるいはどちらかに異常が起こると、血圧に異常が生じます。心拍出量が多いほど、また、末梢血管抵抗が強ければ強いほど、血圧は高くなります。

心拍出量は心筋の収縮力、心拍数、循環血液量などにより、また末梢血管抵抗は全動脈の内径の総和により、それぞれ決まります。

■ 表2-1 成人における血圧値の分類

診察室血圧	収縮期血圧		拡張期血圧
正常血圧	<120	かつ	<80
正常高値血圧	120-129	かつ	<80
高値血圧	130-139	かつ/または	80-89
Ⅰ度高血圧	140-159	かつ/または	90-99
Ⅱ度高血圧	160-169	かつ/または	100-109
Ⅲ度高血圧	≧180	かつ/または	≧110
(孤立性)収縮期高血圧	≧140	かつ	<90

家庭血圧	収縮期血圧		拡張期血圧
正常血圧	<115	かつ	<75
正常高値血圧	115-124	かつ	<75
高値血圧	125-134	かつ/または	75-84
Ⅰ度高血圧	135-144	かつ/または	85-89
Ⅱ度高血圧	145-159	かつ/または	90-99
Ⅲ度高血圧	≧160	かつ/または	≧100
(孤立性)収縮期高血圧	≧135	かつ	<85

　血管抵抗を末梢血管抵抗と特定しているのは、大動脈のような太い血管は、圧に応じて血管の内径を拡張・収縮させることができるのに対し、末梢血管はこの振れ幅が小さく、血管抵抗が大きいからです。全血管抵抗の2/3は末梢血管によるものです。

　臨床では、上記の要因のうち末梢血管抵抗が高まった状態が常態化したものを高血圧としています（表2-1）。

　また、異なる測定法における高血圧の基準値が設定されています（表2-2）。収縮期血圧が100mmHgより低く、低血圧特有の症状（だるい、疲れやすい、食欲不振、めまい、立ちくらみ、不眠など）がある場合、低血圧と診断されます。低血圧には、原因がはっきりしない本態性低血圧、原因疾患や薬物がはっきりしてい

■ 表 2-2 異なる測定法における高血圧基準 (高血圧治療ガイドライン 2019)

	収縮期血圧 (mmHg)		拡張期血圧 (mmHg)
診察室血圧	≧140	かつ/または	≧90
家庭血圧	≧135	かつ	≧85
自由行動下血圧（ABPM）*			
24時間	≧130	かつ/または	≧80
昼間	≧135	かつ/または	≧85
夜間	≧120	かつ/または	≧70

*ABPM：ambulatory blood pressure monitoring、24時間自由行動下に血圧を測定

る症候性低血圧、急に立ち上がったときに起こる起立性低血圧などの種類があります。

Q23 平均血圧って何？

A　　一般的には、平均血圧というと、収縮期、拡張期それぞれの血圧の平均という意味で用いられています。しかし、収縮期血圧、拡張期血圧を１つの数値で表したものを平均血圧ということがあります。計算方法は次のとおりです。

平均血圧＝脈圧（収縮期血圧－拡張期血圧）÷３＋拡張期血圧

平均血圧の基準値は、成人男性が90〜110mmHg、成人女性が80〜110mmHgです。

MEMO

脈圧

収縮期血圧と拡張期血圧との差のこと。120mmHg/80mmHg
であれば、脈圧は40mmHgになります。基準値は40〜
60mmHgの範囲です。

高血圧と動脈硬化の関係

　高血圧状態が続くと、まず末梢血管（小・細動脈）の血管壁が、
圧に耐えるために肥厚していきます。その結果、もともと細かった
末梢血管の内径がさらに狭くなります。この状態が、高血圧を常態
化させる大きな要因です。

　小・細動脈が狭くなると、必要とされる血液を送るために、さら
に高い圧をかけなければならなくなります。この状態が続くと、異
常のない大動脈や中動脈にも高い圧がかかるようになり、内皮細
胞の損傷などによって動脈硬化（アテローム硬化）が促進されま
す。

　こうした変化は心臓にも及びます。動脈硬化のために大動脈や
中動脈が伸縮性を失うと、それまで以上に高い圧で血液を送り出
さなければ末梢まで行き届かなくなってしまいます。その結果、心
筋の運動量が増して心臓は肥大し、必要とする酸素量も増えてき
ます。とくに、運動時など、酸素を多量に消費するときに心筋が酸
素不足に陥り、胸痛を引き起こすことがあります。

　メタボリック症候群は肥満に高血圧、糖尿病、脂質異常症などを
合併している状態であり、心筋梗塞や脳梗塞を発症する危険性が
とくに高くなります。これは、これらの合併症によって動脈硬化が
さらに促進されるためです。

Q24 運動をすると血圧はどう変化するの?

A 　運動をすると血圧が上がります。これは酸素消費量と関連しています。運動時には筋肉の酸素需要が増えるため、肺では空気を多量に取り込もうとして呼吸は速く、深くなります。また、心臓は筋肉の要求に応えるため、血液を多量に送り出すように心拍数を上げて、心拍出量を増加させます。そのため血管壁にかかる圧が増し、血圧が高くなります。

　運動を止めてもすぐに血圧や心拍数が下がらないのは、筋にたまった二酸化炭素や老廃物を除去しようとするからです。また、体内で生産された熱を発散させるため、体表毛細血管が拡張し、血液を多量に送る必要があるからです。酸素の需要量が減ると、血圧、心拍数、脈拍などは元に戻ります。

MEMO **深呼吸と血圧**

血圧測定は通常の呼吸状態で行いましょう。深呼吸をすると自律神経の副交感神経が刺激され、動脈の血管抵抗が小さくなって血圧が下がってしまいます。

Q25 体位によって血圧が変わるのはなぜ?

A 　体位によって血圧が変わる理由は、体位を変えることによって心臓に戻る血液量が変化し、心拍出量も増減するためです。たとえば、臥位や座位から立位になると、一時的に血液

が下肢にうっ滞します。静脈から心臓に戻る血液量が減って心臓からの拍出量は減少し、収縮期血圧も拡張期血圧も下がります。

収縮期血圧は、立位＜座位＜臥位の順で高くなり、拡張期血圧は立位でやや高く、座位＞臥位の順で低くなります。

また、座位から立位になったとき、血圧調節機能が働かないと身体の最上部にある脳の血液が不足し、脳貧血を起こします。これを防ぐために、末梢血管を収縮させ、同時に心拍数を増加させて1分間に拍出される血液量を調節する仕組みになっています。

Q26 脈拍測定で何がわかるの？

脈拍は心臓が周期的に収縮して血液を送り出すときの拍動で、体表面近くの動脈によって触知できます。このとき、動脈内圧の変動が末梢に伝えられる速度を、脈波伝播速度といいます。脈拍測定に用いられる動脈は、頸動脈、橈骨動脈、上腕動脈、大腿動脈、足背動脈などです。脈拍測定では脈拍数（健康成人60〜80回）、調律（整脈、不整脈）、大きさ（脈圧）、遅速（脈の振れ幅が変化する速さ）、緊張度（動脈壁の緊張度）、部位差（左右差、上下肢差）などをみます。これらの情報を得ることで、心臓、血管、神経系、内分泌、代謝などの状態がわかります。

脈拍数は心臓の活動状態を表しており、交感神経が優位になっている場合は速く、副交感神経が優位になっている場合は遅くなります。また、脈拍数は臥位＜座位＜立位の順で多くなります。

心拍数が1分間に100回以上の場合を頻脈、50回以下の場合を徐脈といいます。脈拍のリズムを知ることによってわかるのは、

脈拍が規則的か不規則かということです。心拍数やリズムが不規則な状態を不整脈といいます。

> ### MEMO　　脈波伝播速度
> 大動脈で4m/秒、中動脈で8m/秒、小動脈で16m/秒というように、脈波が末梢に伝わる速度は、血管が細くなるにつれて速くなります。この速度は、血流速度の15～100倍にも達します。

> ### MEMO　　頻脈と心筋の虚血
> 頻脈(ひんみゃく)になると心臓の拡張期の時間が短くなるため、心室に充満する血液量が減ります。そのため1回の心拍出量が減り、これを補うために心拍数が増加します。頻脈状態では、心臓に栄養を送る冠状動脈の循環血液量も減り、心筋の虚血が生じます。

Q27 不整脈はなぜ起きるの？

A　脈が乱れる状態を不整脈とよびます。原因は、右心房の洞房結節（ペースメーカー）から発生する刺激を心筋に伝える刺激伝導系に、何らかの障害が起こるためです。刺激伝導系の異常によって調律が速くなったり、遅くなったり、乱れたりし、心筋の興奮が規則正しく繰り返されなくなります。

不整脈には期外収縮、徐脈、頻脈(きがいしゅうしゅく じょみゃく ひんみゃく)の3種類あります。このなかで危険なのが頻脈です（p.84、Step up COLUMN 参照）。多くは脈拍が150～200回/分にもなり、心臓のポンプ機能が障害されてしまいます。その結果、血圧が下がり、脈が触れにくくなります。

Q28 心拍数と脈拍数は必ず同じなの？

A 正常では、心拍数と脈拍数は対応しています（図2-8）。心臓が収縮して血液を送り出すときの拍動と、動脈に圧がかかる時期はほとんど同時で、1分間の回数も同じです。

しかし、不整脈があると両者に差が生じます。心臓が収縮して脈が生まれ、拡張期に心室に充満した血液が、再び心臓の収縮で駆出されて脈が生じます。この繰り返しのなかで、拡張期の時間が短いと心臓に十分な量の血液が満たされず、1回の心拍出量が少なくなります。すると、脈は小さくなり、動脈で感知できなくなります。こうした場合、心拍数と脈拍数に差が出てきます。心拍数と脈拍数に差が出るのは、心室期外収縮、頻脈、心房細動などの不整脈が現れた場合です。

心室期外収縮は、本来の部位（洞房結節）以外の心室から心臓を収縮させる刺激が出ることで発生します。脈拍測定をしていると脈が飛ぶ、脈が抜けるというように感じます。次の脈が大きくなるため、患者はドキンとしたというように表現することが多いです。

1分間に150回以上という高度の**頻脈**のときに、心拍数と脈拍数に差が出るのは、全体的に脈拍が小さくなって計測しにくくなるとともに、脈が交互に大きくなったり小さくなったりするためです。そのため、高度の頻脈では心拍数の一部しか脈拍を感知できなくなります。

心房細動を起こしている場合は、脈の大きさがバラバラになるため、心拍数と脈拍数の間に差が生じます。

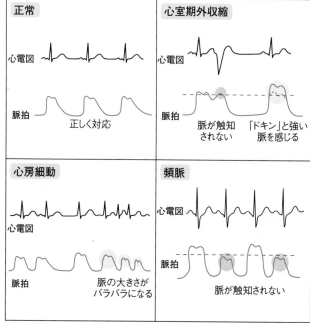

■ 図2-8 心電図と脈拍の関係

（芦川和高監、大山治著：ナースのための 図解 からだの話、
p.11、学習研究社、2000より改変）

Q29 脈拍に左右差が出るのはどんなとき？

A 正常では脈拍の左右差はありません。左右で差が生じるのは、動脈に狭窄があるときです。動脈に閉塞がある側では、脈の触れ方が小さくなったり、脈拍数が少なくなることがあります。

Step up COLUMN

心室細動と心房細動は危険な不整脈

頻脈型の不整脈である心室細動、心房細動などが起きると、どのようにして循環に障害が現れるのでしょうか。機序を理解しておきましょう。

心室細動は、刺激伝導系の興奮によって収縮するのではなく、個々の心室筋が無秩序に収縮している状態です。収縮というより震えている状態です。心室全体としての収縮が行えなくなるため、血液を送り出すというポンプ状態が失われます。心室細動は一種の心停止状態で、除細動器によって緊急に心肺蘇生術を行う必要があります。

心房細動は、心房全体が不規則に収縮する状態です。心房細動が起きると、心房から心室へ十分に血液が拍出されなくなり、全身に循環する血液量が20〜25%減少します。また、心房内に血液が淀むため、血栓が形成されやすくなります。血栓が左心室から血流に乗って移動すると、動脈系血管で詰まることがあります。血栓が脳の血管で詰まった状態を心原性脳塞栓症といいます。心臓内でできた血栓は大きく、フィブリンという凝固タンパク質で固められていて溶けにくいため、症状が重症化しがちです。

リンパ

Q30 リンパは何のためにあるの？

A 　リンパはリンパ球とリンパ液から構成されています。リンパ液とは、毛細血管から出た水分のうち、再吸収されずに組織間隙に残った組織液（組織間液）のことです（p.311参照）。

　リンパにはリンパ球、脂質、無機塩などが含まれています。このリンパ液を回収して血管内に戻す役割を果たしているのがリンパ管で、全身を巡っています。リンパ球は、リンパ液、リンパ組織（リンパ節、扁桃、胸腺、脾臓、骨髄）に存在しています。

Q31 リンパ管はどのようにしてリンパを運ぶの？

A 　動脈を血液が流れることができるのは、心臓の拍動のためです。また、静脈血が心臓に戻ることができるのは、筋肉ポンプと静脈弁の働きによります。それでは、リンパはどのようにしてリンパ管内を運ばれるのでしょう。

　リンパの流れは、末梢から中心に向かう流れしかありません。またリンパ管には静脈と同じような弁があり、これで逆流を防いでいます。そして、リンパの流れを作り出しているのは、さまざまな臓器の動きや骨格筋運動などです。

　リンパ管は各組織に網の目のように張り巡らされ、合流して次第に太いリンパ管になります。最終的には、2本のリンパ本幹か

ら静脈（鎖骨下静脈と内頸静脈の合流部）に合流します。

Q32 リンパ節はどんな役割を果たしている？

A リンパ節はリンパ管が走行する途中にあるリンパ組織で、人体には約600個あります。リンパ節にはリンパ球が豊富に存在し、また白血球の一種である樹状細胞が存在しており、リンパ液の中の細菌やウイルス感染細胞などの異物をとらえ、貪食作用で処理し、抗原提示細胞として働きます。生体を守るための免疫機能を担っています。細菌やウイルス感染細胞を攻撃するので、リンパ節は炎症を起こして腫れ上がります。

リンパ節のうち、主要なものは大血管の周囲や内臓に出入りする血管に沿って集まっています。主なリンパ節は頭頸部の耳下腺リンパ節、顎下リンパ節、頸リンパ節や、腋窩リンパ節、鼠径リンパ節、ワルダイエル咽頭輪などです。

Chapter 3

消化器系

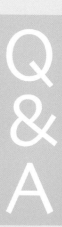

消化器系器官

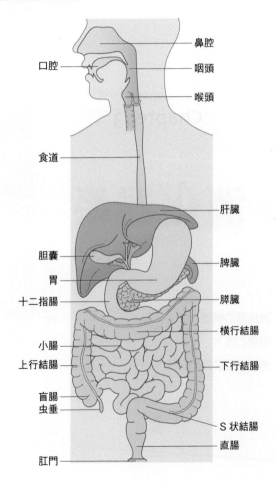

- 鼻腔
- 口腔
- 咽頭
- 喉頭
- 食道
- 肝臓
- 胆囊
- 脾臓
- 胃
- 膵臓
- 十二指腸
- 横行結腸
- 小腸
- 上行結腸
- 下行結腸
- 盲腸
- 虫垂
- S状結腸
- 直腸
- 肛門

消化、吸収、排泄の働き

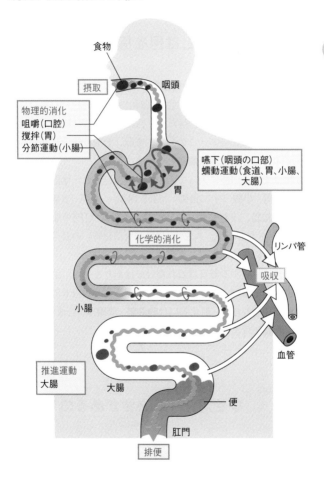

食物

摂取

咽頭

物理的消化
咀嚼(口腔)
撹拌(胃)
分節運動(小腸)

嚥下(咽頭の口部)
蠕動運動(食道、胃、小腸、
大腸)

胃

化学的消化

リンパ管

吸収

小腸

血管

推進運動
大腸

大腸

便

肛門

排便

消化器の構造

Q1　消化器とは何を指すの？

A　消化は食物をその構成成分（タンパク質はアミノ酸に、炭水化物は単糖に、脂肪は遊離脂肪酸とグリセロールに）まで分解し、分解産物を素材にして自身のタンパク質・炭水化物・脂質をつくることです。この分解、吸収、合成、排泄にかかわるすべての器官を**消化器系器官**といいます。

食物はまず、口腔に入って舌や歯で噛み砕かれ、**咽頭**、**食道**を通過し、**胃**、**小腸**（十二指腸、空腸、回腸）、**大腸**（盲腸、上行結腸、横行結腸、下行結腸、S状結腸、直腸）、**肛門**の順に胃腸管（消化管）をたどっていきます。胃腸管（消化管）の長さは約9 mで、身長の約6倍にも達します。

消化器に付随する器官はこれだけではありません。消化酵素を分泌する**消化腺**や、自己の成分を合成する**合成器官**も消化器系器官の仲間になります。消化腺には**唾液腺**、**膵臓**が、合成器官には、**肝臓**、**胆嚢**が含まれます。

Q2　なぜ消化する必要があるの？

A　消化が必要なのは、食物の栄養素はそのままでは血液中に取り込まれないからです。食物は口の中で小さく噛み砕かれ（**物理的消化**）、胃や腸でさらに細かく砕かれながら、消化液

に含まれる消化酵素の作用で分解されます（化学的消化）。

この2段階を経てようやく、栄養素はグルコースやアミノ酸などの小さな分子に分解され、血液中に入ることができます。

食物の成分が胃腸管から血液に取り込まれることを吸収といいます。吸収の90％は小腸で行われ、胃ではアルコールが、大腸では水分が吸収されます。吸収は、食事をすると開始され、約9時間後までに水分以外のほとんどの栄養素が吸収されます。

Q3 消化酵素は何のためにあるの？

A 消化には食塊を小さく砕く物理的消化と、消化液で分解する化学的消化の2種類があります。このうち、化学的消化を行うときに必須なのが消化酵素です。

歯は切歯で11〜25kg、臼歯で30〜90kgの耐力をもっています。歯によって食物は細かく噛み砕かれ、**胃の蠕動運動**により、物理的消化が行われます。

しかし、これだけではただ、食塊の一片の大きさが小さくなるだけです。**消化酵素は唾液、胃液、膵液**などに含まれており、それぞれ、分解する物質が異なっています。消化酵素の特徴は、順番に仕事（化学的消化）をしていくことです。最初は、食物に含まれる栄養素を大雑把に分解し、胃腸管（消化管）をたどるにつれ、細かく分解していきます。

ご飯やパンなどの炭水化物の場合、唾液などに含まれる**アミラーゼ**により、2分子からなる**麦芽糖**や、グルコースが数個結合した**デキストリン**という多糖に分解されます。次に、小腸の絨毛

上皮細胞の細胞膜上にある**マルターゼ、スクラーゼ、ラクターゼ**などによって**グルコース**に分解され、吸収されます。

　タンパク質も同様に、胃で分泌される消化酵素である**ペプシン**、膵液に含まれる**トリプシン、キモトリプシン**、小腸の絨毛上皮細胞上の**アミノペプチダーゼ**などによって徐々に分解されていきます。

　すなわち、消化酵素は食物に含まれる栄養素を分解し、血液やリンパ液に吸収されやすい形に変える働きをもっています。

MEMO 　　　　　　　　　　**吸収**

食物は消化酵素によってグルコース、果糖、ガラクトース、脂肪酸、グリセロール、アミノ酸などに分解されます。これらの分解産物を、小腸や大腸の粘膜に取り込むことを吸収といいます。

Step up COLUMN

食欲の仕組み

　食欲を制御しているのは、間脳の視床下部にある摂食中枢と満腹中枢です。摂食中枢が刺激されると食欲がわき、満腹中枢が刺激されると満腹感を感じます。こうした調節を行うときに重要な働きをしているのが、血中グルコース濃度（血糖値）です。

　食事をして食物が消化、吸収されると、血糖値が上昇して満腹中枢のスイッチが入ります。一方、活動によってエネルギーが消費されると、血糖値が低下し、身体に蓄えていた脂肪が遊離脂肪酸に分解され、エネルギーが産生されます。遊離脂肪酸が血液中に増加することで、摂食中枢のスイッチが入ります。

咀嚼と嚥下

Q4 唾液はどんな刺激で出るの？

A 唾液は唾液腺（耳下腺、顎下腺、舌下腺）から1日に1.0〜1.5 L分泌されています。唾液の分泌は自律神経系に支配されています。

副交感神経が刺激されると唾液が分泌され、交感神経が刺激されると分泌が抑制されますが、実際には、この2つの神経のどちらが刺激を受けても、唾液が分泌されます。

副交感神経の刺激によって分泌される唾液は、血管が拡張するために水分が多くなります。交感神経の刺激によって分泌される唾液は、血管が収縮するため、水分が少なくなって粘度が増します。そのため、副交感神経が優位のときに唾液の分泌が促されたように感じるのです。このように刺激される神経によって唾液の量や組成が異なってきます。

食物が口に入って舌や口腔粘膜に触れると、その刺激が唾液分泌中枢に伝わります。これによって唾液分泌反射が起こり、唾液腺の分泌が促されます。

それでは、酸っぱい食べ物を見たり、おいしい匂いをかいだり、調理している音を聞くだけで唾液が出てくるのはなぜでしょう。これは、大脳皮質に残っている記憶が引き起こす条件反射です。大脳からの刺激が脳幹の唾液中枢を刺激し、唾液が分泌されます。

Q5 食物が気管に入らないのはなぜ？

咽頭は、消化器系と呼吸器系の両方に属している器官です。口腔からは食道につながり、鼻腔からは気管にもつながっており、食物と空気の通り道の交差点ともいえます。それではなぜ、咽頭で食物と空気がしっかりと分けられているのでしょう。消化器系の器官としての咽頭を考えてみましょう。

口腔内で舌と歯によって噛み砕かれた食物は、唾液と混ざり合い、飲み込みやすい大きさの塊（食塊）になります。この食塊を飲み込むときには、口を閉じなければなりません。食塊を飲み込もうとすると、自然に舌の先端が口蓋（上顎）に押しつけられるようになり、軟口蓋が咽頭の後壁にぴったりと接触します。この運動により、食塊が鼻腔へ流れ込むことが防止されます（図3-1）。

次に、舌全体を軟口蓋につけて食塊を咽頭蓋へ送り込みます。このとき、喉頭蓋が降下して気管との交通が遮断されます。それまでは気管と食道に向けて2つの口が開いていますが、食道への道だけが開いた状態になります。この運動により、食塊が気管に入ることが防止されるわけです。

その後、さらに舌根部を咽頭の後壁に押しつけ、食塊を咽頭に送り込みます。甲状軟骨（喉仏）と輪状軟骨が前上方に動き、輪状咽頭筋が弛緩して食道入り口部が大きく開くと、食塊が食道に送り込まれます。そして、食塊が食道の入り口にさしかかると、食道の内側にある輪状筋が蠕動運動を始めます。蠕動運動によって食塊は徐々に胃のほうへ送られていきます。この一連の運動を嚥下運動といいます。

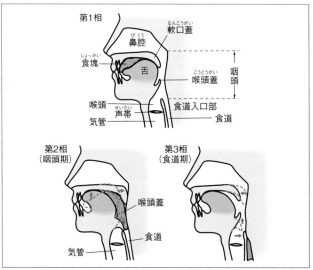

第1相

鼻腔（びくう）
軟口蓋（なんこうがい）
食塊（しょっかい）
舌
喉頭蓋（こうとうがい）
咽頭
喉頭
声帯（せいたい）
気管
食道入口部
食道

第2相
（咽頭期）

喉頭蓋
食道
気管

第3相
（食道期）

■ 図3-1 嚥下運動

MEMO　　　　　　　　**蠕動運動**

筋肉の収縮波が、徐々に移動するような運動。ホース状の一部が収縮し、収縮している部分が少しずつ移動することによってしごくように食塊を移動させます。

Q6　食道に異物が詰まるのはなぜ？

A　誤って飲み込んでしまった異物や、餅のように粘り気の強い食物が、食道に引っかかることがあります。これは、

食道に３か所の狭窄部があるためです。

　食道は咽頭から胃の噴門までの筒状器官で、約25cmあります。通常、断面は星状でほとんど閉じた状態になっていますが、嚥下の際には３cmほど広がり、食塊が通りやすくなります。

　飲み込んだ食塊が食道に引っかかったり詰まったりするのは、食道起始部、気管分岐部、横隔膜貫通部に生理的な狭窄があるためです（図3-2）。この３か所の内径はほかより狭くなっているため、食物が通りにくくなっています。そのため、この３か所の狭窄部では、ほかの部分よりも食物との接触が密で摩擦刺激を受けやすく、食道癌が発生しやすくなります。

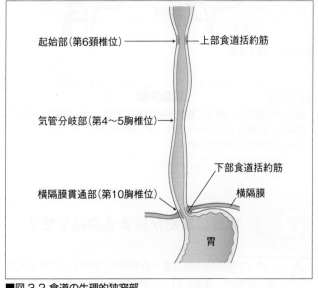

起始部（第6頚椎位）──→　上部食道括約筋

気管分岐部（第4〜5胸椎位）──→

下部食道括約筋

横隔膜

横隔膜貫通部（第10胸椎位）──→

胃

■図 3-2 食道の生理的狭窄部

MEMO 　　　　　　　　**食道癌**

食道に癌ができると、喉がつかえる、物を飲み込みにくくなる、飲食時に痛みを感じるなどの症状が現れます。食道壁周辺には血管やリンパ管が集中しているうえに、外側には外膜しかなく漿膜を欠くため、食道外側への浸潤と転移が起きやすく、脳、肺、肝臓、骨などに転移しやすいです。

Q7 物を飲み込むときに気管がつぶれないのはなぜ？

A 　気管と食道は狭い頸部で隣り合っていますが、食道を大きな食塊が通過しても、気管がつぶされたり塞がることはありません。これは、気管軟骨がC字型をしているためです。

　食道を大きな食塊が通過しても、C字型の部分はつぶれないので、呼吸は確保されます。また、大きな食塊を飲み込むときには、食道と接している気管後方の膜が伸びることで、食道の拡張を可能にします。

消化と吸収の仕組み

Q8 胃はどれくらいの容量があるの？

A 　胃は非常に膨張性に富んだ臓器です。何も入っていないときには、50mLの容量しかありませんが、最大限に膨張

すると成人で2Lの飲食物を詰め込むことができます。胃の容量は新生児で50mL、2歳で500mLと大きくなっています。

　胃は、胸部と腹部の境である横隔膜より下方の、やや左寄りに位置しています（**図3-3**）。横隔膜の下にある大きな臓器は肝臓だけですから、胃は残りの空間を使って自在に伸縮することができます。

- Step up COLUMN

胸やけが起こる機序

　胸やけは飲食後に感じる胸骨下部の灼熱感や痛みのことです。胃の内容物が食道に逆流し、胃酸によって食道の粘膜が炎症を起こすことによって生じます。

　正常な状態では、食道から胃に食塊が入ると、消化管ホルモンのガストリンが分泌され、噴門を閉じて逆流を防ぐ仕組みになっています。その後、食塊が十二指腸に達すると、セクレチンという消化管ホルモンによって噴門が開かれます。しかし、過食や脂肪の多い食事摂取によって胃での消化に手間どると、胃の中で食塊の渋滞が起こります。

　このようなときに食塊の一部が十二指腸に入ると、噴門部が開き、胃酸などが逆流して胸やけが生じます。胸やけは、噴門の筋力低下によっても起こります。高齢者の胸やけの原因の多くは、筋力低下によるものです。噴門が開いたときに胃内の空気が逆流したものがげっぷです。

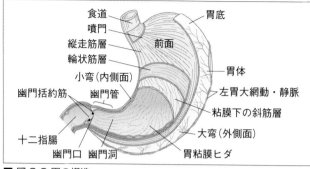

■ 図 3-3 胃の構造

食道
噴門
縦走筋層
輪状筋層
小弯（内側面）
幽門括約筋
幽門管
十二指腸
幽門口　幽門洞
前面
胃底
胃体
左胃大網動・静脈
粘膜下の斜筋層
大弯（外側面）
胃粘膜ヒダ

Step up COLUMN

嘔吐が起こる機序

　嘔吐は乗り物酔いやめまいなどによっても起こります。さまざまな感覚刺激が延髄にある嘔吐の反射中枢に伝わると、迷走神経や大内臓神経（自律神経）、脊髄神経（横隔膜と腹壁の筋）に刺激が伝達され、嘔吐反射が起こります。嘔吐反射が伝わり、実際に嘔吐運動が起こる機序は次のとおりです。

① 胃の幽門が閉鎖され、噴門に向けての逆蠕動が起きます。これには大内臓神経が関係しています。

② 深く息を吸い込んだ後、噴門が弛緩して声門が閉鎖されます。これには迷走神経が関係しています。

③ 幽門部がねじれ、横隔膜や腹壁筋が収縮して腹圧が上がると、胃の内容物が押し上げられます。これには脊髄神経が関係しています。

④ 咽頭や喉頭蓋が閉鎖され、食道が弛緩して内容物が逆噴射されます。これには迷走神経が関係しています。

Q9 逆立ちしても胃の内容物が逆流しないのはなぜ？

A 食道と胃の境目を噴門といいます。通常、噴門は噴門括約筋によって閉じられていますので、食事直後に逆立ちをしても、胃の内容物が食道に逆流することはありません。

噴門の収縮・弛緩を制御しているのは自律神経です。交感神経が優位な状態では噴門は収縮し、副交感神経が優位な状態では弛緩します。食物を嚥下するときに噴門が開くのは、食塊による圧迫刺激があるためです。

ときとして胃の内容物が食道に逆流することがあり、このとき、胸やけが生じます。胸やけの詳しい機序は、p.98、「Step up COLUMN」を参照してください。

MEMO
悪心
悪心は嘔吐しそうな不快感を指します。さまざまな感覚刺激が嘔吐中枢を刺激し、唾液分泌の亢進、冷汗、脈拍の増減、低血圧などの自律神経症状も現れます。

MEMO
嘔吐
嘔吐は胃の内容物が食道を通って口から吐き出される現象です。本来は、胃に入った有害物を小腸に送り込まないための反応です。

Q10 胃液はどのような刺激で分泌されるの？

A 胃液の分泌は脳相、胃相、腸相の３相に分けられます。胃液の分泌を制御しているのは、神経とホルモンです。

　おいしそうな食べ物を目の前にすると、視覚、味覚、嗅覚などが刺激されます。その刺激が副交感神経に伝わり、反射的に胃液が分泌されます。この反応は過去の条件付けによるもので、脳相（のうそう）といいます。

　食物が胃の中に入って粘膜が機械的に刺激されることも、胃液を分泌させる要因の１つです。また、食物によって胃内のpHが上昇すると、ガストリンという局所ホルモンが分泌され、この刺激によって胃液の分泌が促されます。これを胃相（いそう）といいます。

　胃の内容物が十二指腸に移ると、十二指腸からのガストリン分泌が促され、胃液の分泌が刺激されます。これを腸相（ちょうそう）といいます。

　胃液の分泌を抑制する働きがあるのは交感神経です。食物が胃から十二指腸に移動すると、エンテロガストロンというホルモンが分泌され、胃液の分泌を抑制します。また、心配事、悲しみなどの精神的な打撃によっても胃液の分泌は抑制されます。

Q11 胃が消化酵素で消化されないのはなぜ？

A 胃から分泌される胃液の成分は、塩酸（えんさん）、消化酵素（しょうかこうそ）（ペプシン）、内因子（ないいんし）、粘液などです。１回の食事で約500〜700mLの胃液が分泌され、１日量は1,500〜2,500mLに達します。胃液

は塩酸を含んでいるので強い酸性を示し、pHは1.0〜1.5です。また、胃液の主な消化酵素である**ペプシン**はタンパク質を分解する働きをもちます。

　胃液がこれだけ強い酸性であり、かつタンパク質分解酵素が分泌されていながら、胃壁が胃液による傷害を受けないのは、胃壁の表面をおおう粘液のためです。この粘液は噴門腺から分泌され、塩酸や消化酵素から胃を守っています。

　胃の防御機構である粘液に、防御機能を上回る攻撃因子が加わると、粘膜がただれて**消化性潰瘍**が生じます。はじめのうちは粘膜層だけがただれますが、潰瘍が進行するにつれて粘膜下層、固有筋層にまで達し、重症化すると胃壁に孔が開きます（穿孔）。

MEMO　　　　　　　　**消化性潰瘍**

塩酸やタンパク質消化酵素であるペプシンにより、胃や十二指腸の粘膜がただれること。潰瘍の攻撃因子としてはヘリコバクター・ピロリ（ピロリ菌）が最も強い因子であり、その他は、胃酸、アルコール、活性酸素、薬剤、ストレスなどです。防御因子と攻撃因子の平衡が崩れると、消化性潰瘍が発生します。

Q12 胃はどのような働きをしているの？

A　　胃が果たしている役割は、攪拌と貯蔵です。すなわち、胃のなかで食物と胃液をよく混ぜ合わせて粥状にし、十二指腸の消化の進み具合に合わせて食物を一時的に蓄えます。

　胃に入った食物のうち、液体はすぐに十二指腸に送られますが、

ほとんどの食塊は胃にとどまります。このとき、胃で起こるのが
蠕動運動です。食物自身の重みで胃壁が引き伸ばされると、胃の
蠕動運動が始まります。筋肉をしごくように動かすことで、食塊
と胃液がよく混ざり合い、殺菌されながら次第に撹拌されて粥状
になります。

　胃の蠕動運動で十分に胃液が分泌されないと、殺菌や撹拌が不
十分なまま内容物が十二指腸に送られることになります。

　胃の内容物が十二指腸に送られるのに要する時間は、3～6時
間です。胃の停滞時間が最も短いのは糖質食で、次いでタンパク
質食、脂肪食の順になります。

Q13 十二指腸はどのような 働きをしているの？

A　胃から小腸へと続く胃腸管（消化管）の先頭に位置する
のが十二指腸です（図3-4）。十二指腸という名称は、指
を横にして12本並べたくらいの長さ（12横指）であることからき
ています。実際の長さは25～30cmです。十二指腸に続くのが空
腸、回腸で、この3つを合わせて小腸といいます。

　十二指腸には胆汁や膵液の分泌を調節する働きがあります。胆
汁や膵液はアルカリ性で、胃から送られてきた酸性の粥状液を中
和します。胆汁は、脂肪を消化、吸収しやすいかたちにしたり、
脂溶性のビタミンの吸収を助ける働きをもっています。膵液は、
3大栄養素（3大エネルギー産生栄養素）の消化酵素をすべて含
んでいます。こうして内容物が中和されると、すぐに空腸へ送り
出されます。

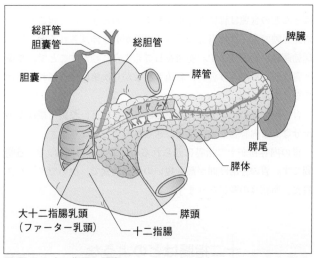

総肝管
胆嚢管
総胆管
脾臓
膵管
胆嚢
膵尾
膵体
大十二指腸乳頭
（ファーター乳頭）
膵頭
十二指腸

■ 図3-4 十二指腸と胆嚢

Q14 胆汁は再利用されるって本当？

A 胆汁（たんじゅう）は肝臓でつくられ、総胆管を経て十二指腸へと送られます。1日の分泌量は約800mLです。

胆嚢（たんのう）は、胆汁を貯留する器官ですが、容量が約50mLしかないため、濃縮して貯蔵します。胆汁は食物のなかの脂肪に反応して十二指腸へ排出されます。食後1時間ほどで胆汁の分泌が始まり、2〜5時間後に分泌量は最高になります。

胆汁はアルカリ性で、電解質溶液に胆汁酸や胆汁色素が溶け込んでいます。胆汁は脂肪の消化・吸収を促進し、膵液と共同して

働きます。胆汁は小腸内の脂肪滴を乳化し、また膵液中のリパーゼは脂肪を脂肪酸とグリセロールに分解します。

　脂肪の消化、吸収という役目を果たした胆汁は、一部が便や尿として排泄されますが、90～99％は小腸の下部で吸収され、門脈を通って肝臓に戻ります。そして、再び胆汁として分泌され、胆嚢に蓄えられます。こうして胆汁が再利用されることを腸肝循環といいます。

MEMO ### 胆汁の色素

胆汁の色素はビリルビンです。ビリルビンは脾臓で破壊された赤血球のヘモグロビンが分解されたもので、黄褐色をしています。黄疸とは、ビリルビンが血液中で増加した状態です。

MEMO ### 胆石

胆汁のコレステロールやビリルビンが結晶化し、胆嚢や胆道に結石が生じた疾患が胆石症です。コレステロールを主成分とするコレステロール胆石、ビリルビンを主成分とする色素胆石などがあります。

MEMO ### 門脈

肝臓に流れ込んでいる機能血管としての静脈。食道下部から直腸までのすべての胃腸（消化）管からの、栄養に富んだ血液、脾臓や膵臓からの血液が流れ込みます。

Q15 膵臓からの消化液は多機能？

A 膵臓は2つの面をもつ臓器です。1つはランゲルハンス島とよばれる内分泌部であり、もう1つは膵液を分泌する外分泌部です。消化・吸収に関係するのは外分泌部です。

膵臓から分泌される膵液は、消化液のなかで最も重要です。1日の分泌量は約500〜800mLで、pH7〜8の弱アルカリ性です。

膵液には電解質と消化酵素が含まれています。電解質は膵液を弱アルカリ性に保ち、消化酵素は胃から送られてきた内容物をさらに消化します。

膵液の主な消化酵素は、タンパク質分解酵素である**トリプシン**、**キモトリプシン**、**カルボキシペプチダーゼ**、糖質分解酵素である**膵アミラーゼ**、脂肪分解酵素である**膵リパーゼ**です。すなわち、膵液には3大栄養素を分解するすべての消化酵素が含まれているので多機能消化液とよばれています。

膵液の分泌は脳相（過去の記憶による分泌）と腸相に分けられますが、中心的な役割を果たすのは腸相です。酸性の胃内容物が十二指腸に送り込まれると、酸が粘膜を刺激して局所ホルモンのセクレチンが放出され、これによって大量の膵液が分泌されます。

MEMO　　　　　内分泌と外分泌

分泌された物質が作用する部位まで、導管によって導かれている場合を外分泌といい、導管がなく腺から直接、血中に分泌される場合を内分泌といいます。詳しくはp.177、Q3を参照。

Q16 脂肪はどのように消化されるの？

A 食物から摂取する脂肪の多くは中性脂肪です。中性脂肪はグリセロールという糖質に脂肪酸が3つ結合し、**中性脂肪（トリグリセリド）** とよばれています。この中性脂肪の消化にかかわる消化酵素が、膵液中のリパーゼです。しかし、リパーゼはタンパク質でできた水溶性の消化酵素で、消化する対象の脂肪は水と混ざり合わないという問題があります。そこで登場するのが胆汁です。

胆汁は石鹸と同じ働きをします。手を洗うときに石鹸をつけると、汚れがきれいに落ちます。このとき、石鹸は水に溶けない手の汚れを、ごく小さな粒子にして包み込んでしまいます。そして、それらの粒子があたかも水に溶けているかのようにします。このような働きを**界面活性作用**といいます。

食物として送られた脂肪は、胆汁の界面活性作用によってあたかも水に溶けたような状態になり、水溶性消化酵素であるリパーゼの作用を受けることができます。その結果、中性脂肪はグリセロールと遊離脂肪酸にまで分解されます。

Q17 膵液の中和作用は何のため？

A 膵液にはHCO_3^-、Cl^-、Na^+、K^+などの電解質が含まれ、膵液を弱アルカリ性に保っているのはHCO_3^-です。胃から十二指腸に入ってきたばかりの内容物は、強い胃酸のために酸性を示します。膵液はなぜ、これらの内容物を中和するのでしょ

う。それは、小腸の消化に関係する消化酵素が、いずれも弱アルカリ性の環境でよく働くからです。内容物が酸性のままでは消化酵素の働きが鈍るため、膵液によって中和するのです。

Q18 肝機能が低下するとどうなる？

A　肝機能（かんきのう）が低下すると、代謝、排泄、解毒などのあらゆる方面に影響が及びます。消化、吸収に対する影響は栄養状態の低下です。肝機能が低下すると糖質代謝、脂質代謝、タンパク質の合成能が低下するため、栄養状態が悪化した状態になります。肝臓の消化にかかわる主な働きは次のとおりです。

① グルコース（ブドウ糖）からグリコーゲンをつくり、肝臓内に蓄えます。血液中にグルコースが不足すると、グリコーゲンをグルコースに分解して送り出し、血糖値を一定に保ちます。

② 脂肪酸の分解、コレステロールの生成を行います。

③ 不要なアミノ酸を分解して尿素（にょうそ）をつくります。

　肝機能が低下すると、消化・吸収された栄養素を身体が使いやすいようなかたちに変える、栄養素を貯蔵する、不要物を排出するなどの機能が果たせなくなります。

Q19 小腸は消化と吸収のどちらを行っているの？

A　小腸は消化と吸収の両方を行います。直径約2cm、長さ約7mの小腸は、消化活動の主役であり、同時に栄養素

を吸収します。

　多くの食物は、4〜8時間かけて小腸から大腸へと運ばれていく間に、消化の仕上げが行われます。そして、タンパク質はアミノ酸に、糖質はグルコース、ガラクトース、フルクトース（果糖）などの単糖に、脂肪はグリセロール、脂肪酸、コレステロールなどに分解され、小腸壁から吸収されます。

　小腸の表面の粘膜には輪状になったヒダがあり、一面に**絨毛**が生えています（**図3-5**）。絨毛構造は1 mm²に約30個あり、絨毛はさらに**微絨毛**でおおわれています。こうして、小腸内の実質的な表面積は約200m²と広大になります。

　これらの絨毛の中には網状に毛細血管が走行し、消化された物質のうち、アミノ酸とグルコースが吸収されます。アミノ酸とグルコースは**門脈**を経て肝臓に入り、合成や貯蔵に使われます。グリセロールや脂肪酸は絨毛中の**毛細リンパ管**に吸収され、最終的に静脈に運ばれます。

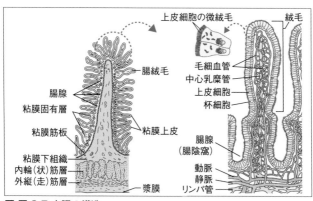

■ 図3-5 小腸の構造

Q20 なぜ脂肪は血液に吸収されないの？

A 小腸では栄養素の吸収が行われます。糖質やタンパク質の分解物は小腸で毛細血管に吸収されますが、中性脂肪の分解物は、血管ではなく毛細リンパ管に吸収されます。これはなぜなのでしょう。

遊離脂肪酸は水には溶けません。遊離脂肪酸を水の中に入れると油滴になり、それらが互いにくっついて次第に大きな油滴になります。もし、血液中に遊離脂肪酸を入れたとしたら、同じ事が起こり、毛細血管が詰まってしまいます。そうならないように、生体はうまくできているのです。

十二指腸で、胆汁とリパーゼによって分解されてできたモノグリセリドと遊離脂肪酸は、小腸絨毛上皮細胞内に取り込まれると、そのなかでジグリセリドやトリグリセリド（中性脂肪）に再合成されます。同時に、これらの再合成脂肪はアポタンパク質という特別なタンパク質に包み込まれます。これをカイロミクロンといいます。このカイロミクロンは毛細リンパ管に送られ、さらにリンパ管、胸管を経て上大静脈に送られます。

Q21 小腸はどのようにして内容物を運ぶの？

A 小腸を食物が通過するとき、蠕動運動、分節運動、振子運動が行われています。これらの運動を行うのは、小腸の外側にある縦走筋（長軸方向での収縮）と内側の輪走筋（円周方

向での収縮）です。蠕動運動は内容物を大腸に向けて移送し、分節運動と振子運動は内容物と消化液を混ぜ合わせます。

　分節運動が一定時間続くと、次に蠕動運動が起こり、蠕動運動が止むと分節運動が起きるというように、交互に運動をくり返しながら、毎秒2〜2.5cmの速さで内容物を移動させていきます。小腸の分節運動によって内容物はさらに細かく砕かれ、消化液と十分に混ざり合います。また、内容物が絨毛と接触する機会も増え、毛細血管に取り込まれやすくなります。

MEMO　　　　　**分節運動と振子運動**

　分節運動は輪走筋が、細かな部分（分節）ごとに収縮と弛緩を繰り返す運動です。収縮していた部分が次に弛緩し、弛緩していた部分が次に収縮するという動きを繰り返します。振子運動は縦走筋が収縮と弛緩を繰り返す運動です。

Q22 大腸はどのような働きをしているの？

A　大腸は胃腸管（消化管）の末端に位置する臓器です。盲腸、結腸、直腸から構成され、結腸はさらに上行結腸、横行結腸、下行結腸、S状結腸に区分されます。太さは5〜8cm、長さは150〜180cmです。口腔から始まった食物の旅は、大腸で終わりを告げます。

　消化に関して大腸が担当しているのは、水分の吸収です。小腸から移動してきた内容物の水分は大腸で吸収され、粥状から固形になります。食物が大腸に運ばれてくるのは、食事をしてから4〜5時間後です。

Q23 腸の内容物はどのように大腸に送られるの？

腸の内容物は、まず、小腸の終末部に位置する**回腸**から、**大腸**へと送られます（図3-6）。回腸と大腸の接合部には括約筋でできた**回盲弁**という弁があります。蠕動運動の波が達すると弁が開き、内容物が少しずつ大腸に移動します。この段階では、腸内容物は水溶液です。盲腸と結腸の境界は回盲弁で、回盲弁のある部分より下に位置する部分を盲腸、上に位置する部分を結腸といいます。

Q24 大腸の中で内容物はどう変化するの？

小腸から送られてきたばかりの内容物は水溶液です。その後、上行結腸を移動する間に、水分と電解質が吸収されて半流動状になります。横行結腸ではさらに吸収が進んで粥状になり、下行結腸で半固形から固形の状態になります。

内容物は10〜20時間かけて結腸を通過し、その間に水溶液から固形になります。大腸癌などで大腸を広範囲に切除すると下痢を起こしやすいのは、水分吸収の能力が低下するためです。

MEMO **大腸癌**

結腸癌と直腸癌を合わせて大腸癌とよびます。大腸癌の80%は下行結腸からS状結腸、直腸にかけて発生します。血便、腹痛、腹部の膨満感、体重減少などの症状が現れます。

Q25 便の成分はどんなもの？

A 便には水分が多く含まれています（60〜70％）。固形成分は、胃や小腸、大腸などで消化・吸収された残渣、腸内細菌、胆汁の中に含まれていたビリルビンの一部、一定の周期で新陳代謝した胃腸の上皮細胞、体内で不要になった鉄やマグネシウム、カルシウム、リンなどです。

食事をしてから便として排泄されるまでには24〜72時間ほどかかります（**図3-6**）。1日の排便量は100〜200gですが、この量は食事の摂取量や内容によって変化します。たとえば、食物繊維の多い食事をとると、消化されない残渣が増えて排便量も多くなり

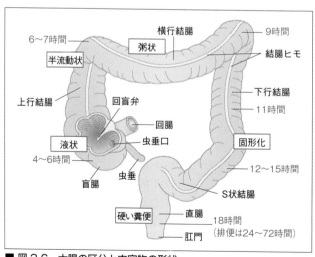

■ 図3-6 大腸の区分と内容物の形状

ます。腸管への刺激が強くなるため、排便回数も増える傾向にあります。なお、便の色はステルコビリン（黄褐色）やウロビリノゲン（黒褐色）によります。また、便のにおいはインドール、スカトールなどによります。

Q26 便はどうやって直腸に移動するの？

A 結腸で水分を吸収されて固形になった便は、すぐには排泄されず、結腸の最後尾に位置するS状結腸でしばらく待機します。排便のための刺激になるのは、食事、便量の増加などです。とくに食事は大きな刺激になり、横行結腸からS状結腸にかけて胃、結腸反射による強い蠕動運動が生じます。これを総蠕動といい、1日に1〜2回起きます。この蠕動に便の重さによる刺激が加わり、便は直腸に向けて押し込まれます。

Q27 なぜ便意を我慢できるの？

A 肛門周辺には**内肛門括約筋**と**外肛門括約筋**があります。内肛門括約筋は平滑筋で不随意筋です。対して外肛門括約筋は、横紋筋で随意筋です。排便中枢を通じて副交感神経が刺激されると、内肛門括約筋は反射的に弛緩しますが、外肛門括約筋は排便動作をとらない限り弛緩しません。すなわち、意識的に外肛門括約筋を緊張させれば、便意を一時的に我慢できるのです。

排便の機序

便の移動によって直腸内圧が40~50mmHg以上になると、刺激が直腸壁の骨盤神経から仙髄の排便中枢に伝わり、視床下部を経て大脳皮質に伝達され、便意を意識することになります。こうした刺激は、直腸内の内容物より上方の緊張や運動を高め、それより下方の緊張や運動を低下させます。この絞り出すような運動により、便は次第に肛門に向けて送り出されます。

排便中枢に刺激が達すると副交感神経が刺激され、反射的に直腸筋が収縮して内肛門括約筋が弛緩します。ここでも、内容物を絞り出すような運動が起こります。

随意筋から構成される外肛門括約筋は意識的に排便を調節できます。そのため意識的に排便をしようとして、排便動作をとって努責することにより、腹腔内圧と直腸内圧の上昇、直腸筋の収縮、横隔膜の押し上げなどの運動が協調して起こり、便が肛門から排泄されます。

いきむときは大きく息を吸い、口を閉じて息を止めます。努責（どせき）時にかかる直腸内圧は100~200mmHgです。努責を開始すると血圧が上昇し、体循環、脳循環に影響を及ぼします。

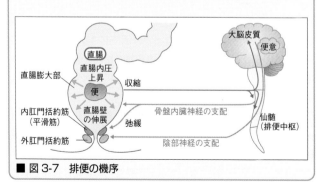

■ 図3-7 排便の機序

3

消化器系

Q28 大腸内の細菌はどんな働きをしているの？

A 体内の粘膜には多くの微生物が生息しています。これらの微生物の集合体を細菌叢（フローラ）といいます。腸内にも細菌叢があり、消化を補助する役割を果たしています。細菌叢はビタミンK、B_{12}、葉酸などのビタミンを合成したり、外から侵入した有害な細菌から身体を防御する役目があります。

新生児期にはビフィズス菌や乳酸菌など、身体にとって有益な細菌が優位ですが、加齢に伴い、有害物質を生成するウェルシュ菌が増えてきます。便の10〜30％にはこうした腸内細菌が含まれており、最も多いのは大腸菌です。大腸菌は便中の食事の残渣を分解する働きをもっています。

Q29 下痢はなぜ起きるの？

A 下痢は腸の蠕動運動の亢進、腸管の水分吸収の低下、腸管からの分泌物の増加などが原因で起こります。下痢を引き起こす因子が複雑に絡み合い、内容物が腸内を通過する時間が短くなると、大腸で十分に水分吸収されずに、水分を多く含んだ便（水様便）になります。

下痢を起こす原因は、食べすぎ、飲みすぎ、消化不良、炎症性腸疾患IBD（潰瘍性大腸炎、クローン病）過敏性腸症候群IBS、薬物や下剤の乱用などです。食べすぎや飲みすぎで下痢になるのは、腸内容物の浸透圧が高くなって水分が腸管内に多量に保持される

と、内容物の量が増え、腸の粘膜が刺激されて蠕動運動が亢進するためです。そのほか、食中毒などの感染症にかかると、毒素が小腸上皮を刺激してリーベルキューン腺（結腸陰窩）から大量の水分が分泌され、下痢になります。

> **MEMO**
>
> ### 炎症性腸疾患 IBD
>
> 主として胃腸管（消化管）に原因不明の炎症を起こす慢性疾患の総称で、潰瘍性大腸炎、クローン病の2疾患。

> **MEMO**
>
> ### 潰瘍性大腸炎 UC
>
> 大腸の粘膜にびらん（ただれ）や潰瘍ができ、直腸から上部に向けてびまん性に浸潤します。粘血便や血液の混じった下痢便が排泄され、排便時に腹痛を伴います。

> **MEMO**
>
> ### 過敏性腸症候群 IBS
>
> 不安やストレス、緊張などで自律神経系が乱れると、腸の運動や分泌機能が過敏になり、便通異常になります。下痢、便秘、あるいは両方を交互に繰り返します。

Q30 便秘はなぜ起きるの？

A 便秘は、大腸の中で内容物の移動に時間がかかり、水分が過剰に吸収されて便が硬くなり、あるいは排便そのものが困難になる状態です。

便秘は**機能性便秘**と**器質性便秘**に分けられます。機能性便秘は、**習慣性便秘**（慢性便秘、常習性便秘）のことが多く、大腸の機能

障害で起こる**大腸性便秘**と、直腸の排便機能の障害で起こる**直腸性便秘**に分けられます。

　大腸性便秘は、習慣性便秘の大半を占めます。大腸壁の緊張や、大腸の蠕動運動が低下すると、内容物の通過が遅れて便秘になります。運動不足や長期臥床などで腸管への機械的刺激が不足したり、大腸の粘膜の感受性が低下することで引き起こされます。

　直腸性便秘は、直腸に便がたまって便意を感じたときに、排便を我慢することによって生じます。便意を我慢すると肛門括約筋が緊張して排便反射が抑圧され、一時的に便意が遠のきます。これを繰り返していると、直腸は次第に拡張して緊張が低下し、便が送り込まれても直腸内圧が十分に上がらず、便意を感じなくなってしまいます。

　大腸そのものの障害によって起きるのが**器質性便秘**です。直腸癌、腸管の癒着（ゆちゃく）などによって大腸に狭窄や屈曲が生じると、内容物が腸内に停滞して便秘が起こります。

Q31 大腸が体内で移動しないのはなぜ？

A　大腸は腹腔の周りを取り囲むようにして走行している臓器です。上行結腸、下行結腸、直腸は腸間膜をもたず、腹壁や骨盤腔に直接固定されています。このため、体内で移動することはありません。

　これに対して横行結腸、S状結腸は、**腸間膜**（ちょうかんまく）におおわれていますが、腹壁には固定されていません。高齢者ではこの腸間膜が弛緩していることが多く、そこに便秘が重なると、便の存在する部

位に重力が働き（その部分が垂れ下がったようになり）、捻転を起こして腸閉塞（イレウス）になることがあります。捻転を起こす一般的な原因は便秘です。

MEMO　　　　　　　　　　**腸間膜**

腸を吊り下げるようにして固定している腹膜の一部。腸間膜には、腸に酸素や栄養を送る血管や神経が存在しています。

MEMO　　　　　　**腸閉塞（イレウス）**

小腸あるいは大腸の内腔が詰まり、通過障害を起こした状態。癒着や腫瘍などによって詰まる機械的イレウスと、腸管の蠕動運動の低下によって起きる機能的イレウスがあります。

Chapter 4

泌尿器系

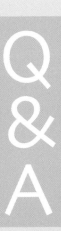

泌尿器（女性）の構造

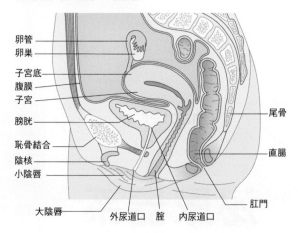

卵管
卵巣
子宮底
腹膜
子宮
膀胱
恥骨結合
陰核
小陰唇
大陰唇
外尿道口　腟　内尿道口
尾骨
直腸
肛門

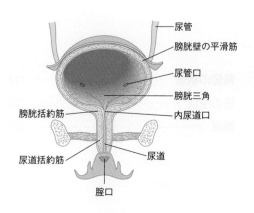

尿管
膀胱壁の平滑筋
尿管口
膀胱三角
膀胱括約筋
内尿道口
尿道括約筋
尿道
腟口

◎ 泌尿器（男性）の構造 ◎

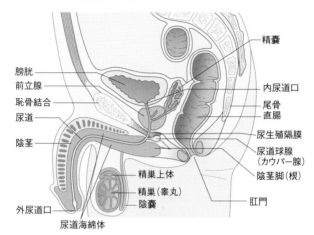

精嚢

膀胱
前立腺
恥骨結合
尿道
陰茎

内尿道口
尾骨
直腸
尿生殖隔膜
尿道球腺
（カウパー腺）
陰茎脚（根）

精巣上体
精巣（睾丸）
陰嚢

肛門

外尿道口
尿道海綿体

尿管
膀胱

排尿筋
尿管口

膀胱三角

内尿道口

前立腺
尿道括約筋

膀胱括約筋

尿生殖隔膜
（骨盤底）

尿道球腺

尿道海綿体
陰茎　陰茎海綿体

前立腺部
隔膜部
（狭い）
海綿体部

男性尿道

陰茎亀頭

包皮

外尿道口

腎臓の構造

Q1 排泄とは何だろう？

A 排泄は、さまざまな生命活動によって生じる不必要な代謝産物（老廃物）、有害な物質を体外に排出することです。排泄には、肺から二酸化炭素を排出する呼吸、腸から食物残渣を排出する排便、皮膚からの不感蒸泄、発汗などが含まれます。しかし、代謝産物の大部分は、腎臓を中心とする泌尿器系によって排泄されます。代謝によって生じた産物は、血液中に溶け込んで全身を巡った後、腎臓に達します。腎臓で血液から排泄されるべき物質を取り出し、血液を再び清浄な状態に戻して送り返します。このとき、老廃物や有害な物質が溶け込んだものが尿です。

MEMO **不感蒸泄**

呼気に含まれる水蒸気や、感知できない程度に皮膚から分泌される汗など。不感蒸泄の量は1日で700〜900mLにも達します。

Q2 なぜ排泄が必要なの？

A 身体は多数の細胞で構成されています。細胞は血液によって届けられた栄養分を燃焼させ、エネルギー源にしています。このとき、細胞ですべての栄養分が完全に燃え尽きるわけではなく、不要物が生じます。また、細胞が代謝をすることにより、

老廃物も生じます。これらは再び血液に戻され、全身を巡ります。

これらの不要物や老廃物は身体にとって不必要なものですから、そのままにしておくとさまざまな悪影響が生じます。そのため、何らかのかたちで体外に排泄する必要があるのです。

腎機能が低下すると不要物や老廃物の排泄がうまく行えなくなり、尿毒症を引き起こします。

4

泌尿器系

> **MEMO**　　　　　　　　**尿毒症**
> 腎臓の排泄機能が著明に低下した慢性腎臓病の状態。倦怠感、貧血、高血圧、浮腫、肺水腫などの症状が現れます。

Q3　腎臓はどんな形をしているの？

A　泌尿器系を構成している臓器は、腎臓、尿管、膀胱、尿道です。そのなかで中心的な役割を果たすのが腎臓です。

腎臓は大きいそら豆のような形をした臓器で、内部に固有の組織が詰まっている実質臓器です。大きさは約10cm×5cm×3cm、重さは約150gです。下腹部にある臓器ではなく背中に近い後腹膜部位にあります。左腎に比べて右腎がやや下がった位置にあるのは、右腎の上部に肝臓があるためです。

脊柱側の側面はややへこんだ形になっており、この部分を腎門といいます。腎門には腎動脈、腎静脈、尿管、神経、リンパ管などが出入りしています。腎臓の真上には副腎がついていますが、腎臓とは機能が異なり、内分泌系を担当しています。

MEMO **実質臓器**

腎臓、肝臓、膵臓、分泌腺、胸腺など、その内部が、その臓器が機能するための細胞や組織で満たされている臓器を実質臓器（固形臓器）とよびます。これに対し、胃腸管（消化管）、気道、尿路、精路、卵管、子宮、腟など、内部が管状で物質の通り道になっている臓器を中腔臓器（管腔臓器）といいます。

Q4 腎臓の中はどうなっているの？

A 　腎臓は、中身が密に詰まった臓器です（図4-1）。表面は皮膜でおおわれており、そのなかに皮質と髄質があります。皮質には直径約0.2mmの微細な粒子（糸球体）が約100万個（左右合計で約200万個）集まっており、糸球体とボウマン嚢を合わせて腎小体といいます。1個の腎小体には尿細管がつながっており、腎小体と尿細管を合わせてネフロン（腎単位）といいます。

　腎小体には、毛細血管が糸くずを丸めたようにたくさん集まっている**糸球体**があります。糸球体は血液を濾過して尿のもと（**原尿**）をつくる部分で、腎機能の重要部門を担っています。糸球体を包んでいる袋が**ボウマン嚢**です。糸球体で濾過された原尿は、ボウマン嚢に集められます。

　髄質には、ボウマン嚢から原尿を集める**尿細管**が集まっています。尿細管は皮質→髄質→皮質→髄質と複雑に曲がりくねりながら往復し、長さは4〜7cmあります。尿細管は部位により**近位尿細管、ヘンレ係蹄（ヘンレループ）、遠位尿細管**とよばれます。尿細管が合流して**集合管**になり、腎盂（腎盤）へ続いています。

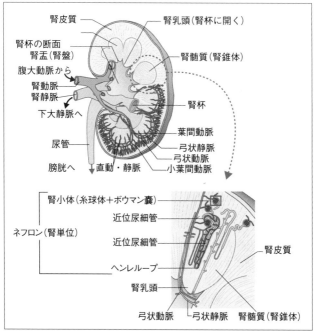

■ 図4-1　腎臓の構造とネフロン（腎単位）

Q5 腎臓の果たす役割は 排泄だけなの？

A 　腎臓の重要な働きは、血液を濾過して尿をつくり、体内で生じた老廃物を体外に排泄して血液をきれいに保つことです。しかし、腎臓は尿をつくるだけではありません。体内の水

の量や体液の電解質を調整し、体液が常に一定の状態に保たれるように制御する、血圧を制御する、ビタミンDを活性化する、赤血球産生を促進するホルモン（エリスロポエチン）を分泌して赤血球の産生を促すなど、多彩な働きをしています。

尿の生成

Q6 尿は血液から生成されるって本当？

A　体内を循環してきた血液の中には、末梢から回収してきた老廃物が多量に含まれています。この老廃物を血液から濾過し、尿を生成するのが、腎臓の働きです。

　腎臓には毎分1Lの血液が流れ込んでおり、これは心拍出量（4〜5L/分）の約20%に相当します。腎動脈から流れてきた血液は、毛細血管から輸入細動脈を経てボウマン嚢の糸球体に入っていきます。このとき、輸入細動脈の収縮期血圧は60〜90mmHgで、ほかの毛細血管の血圧よりもとくに高くなっています。一方、ボウマン嚢の内圧は5〜13mmHgです。そのため、糸球体を血液が流れる間に、圧差によって濾過が行われます。

　この濾過は、糸球体の血圧からボウマン嚢の内圧を引いた圧差（血液が糸球体を内側から押す力で、水分が糸球体の外側に出ようとする力）による無選択的な浸出ですが、糸球体の内皮細胞層からは高分子物質は浸出しません。こうしてボウマン嚢で濾過された尿を原尿といいます。この段階では、そのまま尿として排泄されるわけではありません。

糸球体の基底膜が障害されると、本来なら濾過されない物質(タンパク質や赤血球など)が尿の中に出てしまい、タンパク尿や血尿が出現します。基底膜障害の代表的な疾患が腎炎などの**糸球体疾患**です。

> **MEMO**
> ### 糸球体疾患
> 糸球体疾患は、急性糸球体腎炎、急性進行性腎炎、反復性（持続性）血尿、慢性腎炎、ネフローゼ症候群などに分類されます。

Q7 1日にどれくらいの尿が生成されるの？

 原尿が生成されるまでの過程をQ6で説明しました。こうしてつくられる原尿の量は体表面積に比例していますが、成人の1日の原尿量は約150〜180Lです。しかし、原尿は単に分子の大きさによって選別されたものですから、身体にとって必要な物質も多く含まれています。そこで、次の段階として行われるのが、尿細管における**再吸収**です。再吸収を終えた後、尿として排泄されるのは原尿の1％です。

Q8 原尿の再吸収はどこで行われるの？

原尿には、水、グルコース、アミノ酸、電解質などが含まれています(図4-2)。これらの身体に必要な成分をそのま

ま排泄してしまわないように、再吸収が行われます。最初の吸収は胃腸管（消化管）で行われます。2度目の吸収なので再吸収といいます。再吸収を行うのは、ボウマン嚢に続く尿細管です。

ボウマン嚢を通過した原尿は、まず**近位尿細管**に流出します。近位尿細管でグルコース、アミノ酸などは完全に再吸収されます。また、水、ナトリウム、塩素、カリウムなどはここで70～80％再吸収されます。

次に、原尿は**ヘンレ係蹄**（ヘンレループ）に移り、ここでも水、ナトリウム、塩素、カリウムなどが再吸収されます。最後に**遠位尿細管**に移り、同様に再吸収が行われます。尿細管では再吸収を行うと同時に、血液中の不要な物質（アンモニア、クレアチニンなど）を尿中に捨てています。代謝後不要となった尿素、尿酸塩、リン酸塩、クレアチニン、アンモニアなどは血液中から尿細管に向けて物質が移動し、この現象は**分泌**といいます。

尿細管を通過した結果、水の99％と、アミノ酸、グルコース、電解質など、身体にとって必要とされる物質は再吸収されます。残りの1％の水が、老廃物などの身体に不必要な物質を溶かした状態で排泄されます。

1日の尿量は成人で1～2Lです。尿量が多い場合は**多尿**、少ない場合は**乏尿**といいます。

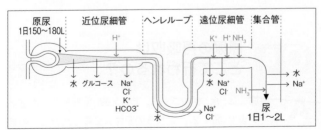

■図4-2　尿が生成される仕組み

MEMO　　　　　　尿の成分

尿素、尿酸、クレアチニン、塩素、ナトリウム、カリウム、アンモニアなどが含まれており、pH5～7、色は淡黄色です。

MEMO　　　　　　多尿と乏尿

1日に3Lを超える尿量を多尿（たにょう）、0.4L以下を乏尿（ぼうにょう）といいます。1日に0.1L以下になると無尿といいます。

Q9　腎機能の状態は何を見ればわかるの？

A　腎臓の排泄機能を表したものがクリアランスです。クリアランスは血液中に含まれている特定の物質が、単位時間（1分間）当たりに完全に清掃された（濾過された）と想定される血漿量によって表します。

　クレアチニンやイヌリンという物質は、尿細管での再吸収も分泌も全く行われません。これらの物質の、クリアランス値が100mL/分ということは、1分間に、100mLの血漿からこれらの物質が完全に濾し取られたということを表します。すなわち、腎臓にそれだけの濾過機能があるということを表しています。この濾過機能を糸球体濾過量といいます。

　腎機能を評価するうえで重要なのは、クレアチニンクリアランス(CCr)です。クレアチニンは老廃物の一種で、糸球体の機能を正確に反映する物質の代表格です。そのため、腎機能の評価にはCCrが用られています。

CCrの基準値は70〜130mL/分です。糸球体の機能が低下すると糸球体での濾過量が減少し、CCr値は低くなります。クレアチニン値を用いて推算糸球体濾過量（eGFR）が算定されます。eGFRが60mL/分/1.73m²未満の場合は慢性腎臓病（CKD）の疑いがあります。

Q10 腎機能が低下するとどうなるの？

A 　腎機能が低下すると、慢性腎臓病では排泄ばかりでなく、全身に影響が及びます。腎臓の濾過機能を担っている糸球体に障害が起きると、次第に血液中に老廃物がたまります。しかし、腎機能が低下しても当初は自覚症状が現れません。障害が進行するにつれてさまざまな症状が現れ、最終的には腎不全の状態になります。

　腎不全に至る過程を4段階に分けたものが**セルジンの分類**です。糸球体の半分近くに障害が及んだ状態を、**第1期・腎予備力減少期**といいます。腎臓は予備力のある臓器ですが、糸球体の半分近くが障害されると、予備力も低下し始めます。

　糸球体の障害が進むと**第2期・腎機能低下期**の状態になります。血液中の老廃物を濾過しきれなくなり、血液中に**窒素**が多くなります。尿の濃縮力も低下するため、**夜間多尿**が現れます。また、脱水、貧血なども生じます。

　腎機能がさらに低下してCCrが30mL/分以下になると、**第3期・非代償期**の状態になります。尿の濃縮力が失われて多尿になり、**高窒素血症、貧血、代謝性アシドーシス、高リン血症、低カルシウム血症**などが現れます。

さらに進行し、CCrが10mL/分以下になった段階を**第4期・尿毒症期**といいます。尿毒症になると、体内の内部環境の維持ができなくなり、eGFRが15mL/分/1.73m² 未満の場合**血液透析**（けつえきとうせき）が必要になります。

MEMO **腎不全**

腎不全は腎臓が本来の機能を果たせなくなった病態です。急激に腎機能が悪化する急性腎不全と、慢性的に現れる慢性腎不全があります。

MEMO **血液透析**

機能しなくなった腎臓に代わって血液を濾過し、老廃物や不要物を取り除く療法。透析膜を介して血液と透析液を触れ合わせ、拡散と限外濾過（げんがいろか）（機械的に圧をかけて行う濾過）によって血液を浄化します。

Q11 加齢と腎機能は関係があるの？

A 加齢とともに糸球体は硬化し、濾過機能が低下した糸球体が徐々に増えます。また、原尿を再吸収する尿細管の細胞膜が肥厚したり、尿細管の間質が線維化するなどの形態的な変化も現れます。毛細血管には動脈硬化が起こります。

腎臓は予備力がある臓器ですから、障害されている部分が小さければ、障害されていない部分が補うことで腎機能は保たれます。しかし、障害が進むと腎臓の血流量が減り、糸球体での濾過能力が低下するだけでなく、尿の濃縮力も低下していきます。高齢者が多尿、頻尿になるのは、加齢によって腎機能が低下するためです。

133

頻尿
1日に8〜10回以上排尿するような場合を頻尿とよびます。

Step up COLUMN

ネフローゼ症候群とタンパク質制限

　糸球体に障害が起こり、大量のタンパク質が尿に出てしまう疾患をネフローゼ症候群といいます。タンパク尿、低タンパク血症、浮腫、脂質異常症の4つが典型的な症状です。

　ネフローゼ症候群では、以前はタンパク質制限食厳守でしたが、最近ではその症状により、制限が緩やかになっています。ネフローゼ症候群のときにタンパク質の摂取を制限するのは、次の理由からです。

　身体のタンパク質はもともと肝臓でつくられていますが、ネフローゼ症候群では、そのタンパク質が腎臓から出て行ってタンパク質が足りなくなってしまいます。そこで肝臓では、次々にタンパク質をつくろうと無理を重ねます。そのときにタンパク質の製造と一緒に中性脂肪がつくられたり、アンモニアの分解が滞ったりします。

　そのため、以前は肝臓に無理にタンパク質をつくらせないように、その材料としてのタンパク質の摂取を制限しました。しかし、最近では、タンパク質摂取制限による副作用を考慮し、厳しく制限しないようになってきています。

Q12 尿量が変化する原因は何？

A 　身体に取り入れる水分量と排泄量は、飲食・飲水によって一定のバランスが保たれています。飲水量が減ると血液循環量が減少するため、排泄量も減ります。また、発汗や下痢、嘔吐、大量出血、広範囲の熱傷など、尿路以外からの排泄量が多くなると、同様に血液循環量が減少するため、尿量は減少します。逆に、飲水量が増えると、血液循環量が増加するため尿量が増加します。

　尿量は脳障害、腎臓障害、代謝障害、心臓障害などによっても変化します。**脳腫瘍**や**頭部外傷**などによって下垂体後葉が障害されると、**抗利尿ホルモンADH**の分泌が抑制され、尿の濃縮力が低下して尿量が増加します。

　ネフロンが破壊されることで起きる**急性腎不全**では、一時的に尿量が減少しますが、残されたネフロンの過重負荷のために尿量はかなり回復します。その量については、どの程度のネフロンが残っているかによります。**糖尿病**などの代謝異常が起きた場合も、尿量が増加します。これは多量のグルコースが糸球体で濾過されるために尿細管の浸透圧が上がり、ナトリウムや水の再吸収が抑制されるからです。

　心不全などによって心機能が低下したり、出血量が多くなって体内の循環血液量が減ると、腎臓への血流量も減るために尿量が減少します。また、**前立腺肥大症**や**前立腺癌**、結石などによって尿道が狭くなると、1回の尿量が少なくなり、頻尿になります。また、これらの症状が進んで尿道が閉塞されると、尿は全く出なくなります（尿閉）。

MEMO

前立腺肥大症

前立腺組織が肥大して膀胱の出口を締めつけ、尿路が圧迫されて排尿困難になる疾患。アンドロゲン（男性ホルモン）とエストロゲン（女性ホルモン）のバランスの変化が原因といわれています。

Q13 腎臓が細菌に感染するとどうなるの？

A 腎臓はほかの臓器と同じように細菌に感染することがあります。感染の経路は、① 尿道をさかのぼって腎臓に細菌が入る上行性感染（尿路逆行性）、② リンパ管を通って感染するリンパ行性感染、③ 血液を介して感染する血行性感染などです。最も多いのは、① の上行性感染で、代表的な疾患は腎盂腎炎です。腎盂は腎髄質から続き、尿が集められる部分です。尿道からさかのぼってきた細菌によって腎盂が感染すると、炎症が髄質にまで及びます。

Step up COLUMN

腎臓が血圧を調節する仕組み

腎臓は水の再吸収量を調節することで血圧を制御します。何らかの原因で血圧が上がって基準値を超えると、腎臓は血液からより多くの水を濾過し、尿細管での水の再吸収を抑えるように働きます。すると水は尿として体外に排泄され、循環する血液量が減ります。これによって血圧が下がります。

血圧が下がりすぎた場合、腎臓は血液から濾過する水の量を抑えようと働きます。尿細管では普通に水が再吸収されるので、循環血液量が保たれ、血圧がさらに下がらないようにします。

排 尿

Q14 腎臓で生成された尿は、どのような経路で排出されるの？

　　漏斗状の腎盂にためられた尿は、左右1対ある、直径が4〜7mmの細い尿管に送られます。尿は、尿管壁が蠕動することで、膀胱に向けてしごかれるように移動します。蠕動の頻度は1分間に3〜4回で、速度は2〜3cm/秒です。尿の生成が多くなると、蠕動運動も盛んになります。

　尿管は膀胱壁を斜めに貫くようにして膀胱につながっており、つなぎ目は一種の弁のような構造になっています。膀胱に尿がたまると尿管の壁が圧縮されるようにして閉じられ、尿が尿管に逆流するのを防ぎます。膀胱は3層構造の平滑筋から構成されており、膀胱が収縮すると尿道を通過して排尿されます。

　尿の移動中に腎臓や尿管、膀胱などの尿路に結石ができることがあります。これらを尿路結石といいます。

MEMO
尿路結石
結石がある部位により、腎結石、尿管結石、膀胱結石、尿道結石などに分けられます。結石はカルシウム化合物の結晶からつくられることが多く、痛みや血尿が現れます。

4

泌尿器系

MEMO
血尿

尿に赤血球が混じっている状態。目で見ただけでわかる肉眼的血尿と、潜血反応検査や顕微鏡で調べて初めてわかる顕微鏡的（微小）血尿の2種類があります。血尿は腎臓からの尿路のどこかで出血が起きていることを示します。

Q15 膀胱にためられる尿の量はどれくらい？

A 膀胱の容量は350〜600mLですが、約200mLの尿がたまると尿意を感じます。しかし、何らかの障害で排尿異常が起こり、尿閉が起きると、最大で2Lの尿が貯留することがあります。

膀胱の内面は移行上皮という粘膜でおおわれており、膀胱が空の状態ではたくさんのしわがみられます。尿が充満すると、膀胱壁が伸びてしわが消えます。

Q16 尿道は男女でどのように異なるの？

A 膀胱にためられた尿を排泄するための管状部分を尿道といいます。男性の尿道は尿路と輸精管を兼ねており、長さは成人で約18cmです。尿道は前立腺を貫き、陰茎内を通って亀頭の先端に外尿道口が開いています。男性の尿道は全体にS字状に曲がっているため、導尿の際には注意が必要です。

女性の尿道は成人で長さは3〜4cmで、腟の前方を通り、腟の前庭（前方）に外尿道口が開いています。女性の尿道は短いため、外尿道口からの尿路感染を起こしやすく、注意が必要です。

> **MEMO**　　　　　　**尿路感染**
>
> 腎臓から尿道の尿路に起きる感染症。炎症を起こす部位によって腎盂腎炎、膀胱炎、尿道炎などがあります。

> **MEMO**　　　　　　**膀胱炎**
>
> 大腸菌などの細菌感染によって膀胱に炎症が起きた状態。長時間尿意を我慢したり、風邪を引いたり、月経などによって身体の免疫機能が低下したときに起こりやすくなります。

Q17　排尿はどのような仕組みで行われるの？

A　尿は左右の尿管から、一定の速度で少量ずつ膀胱内に流れ込みます。しかし、尿が流れ込んだからといって必ずしも尿意を感じるわけではありません。これは、膀胱内に300mLほどの尿がたまるまでの間、膀胱内圧が変化しないからです。

膀胱内の尿が400mLを超えると、膀胱内圧が急激に上昇します。すると、膀胱壁が引き伸ばされ、壁にある伸展受容器が刺激されます。この刺激が脊髄から脳幹の排尿中枢に伝わり、さらに大脳皮質を通って脊髄（仙髄）の排尿中枢に伝えられます（図4-3）。

大脳で排尿をしようと決めると、その刺激は膀胱の排尿筋（平滑

筋)を収縮させるとともに、不随意筋の内尿道括約筋を弛緩させます。さらに、随意筋である外尿道括約筋を弛緩させ、腹圧をかけることによって排尿に至ります。

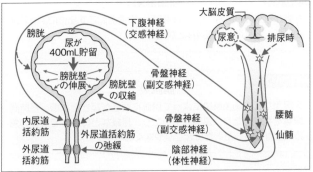

■ 図4-3　排尿の仕組み

脊髄損傷と排尿異常

　排尿を促す神経は仙髄から出ている骨盤神経です。腰髄からの下腹神経は排尿を抑制するように働きます。この2つの神経は、膀胱平滑筋や膀胱括約筋を支配しています。また、仙髄から出ている陰部神経は、尿道に出てきた尿を外尿道口に強く押し出すように働きます。これらの神経を統合的に調節しているのが、脳幹の排尿中枢であり、さらにその上位の大脳皮質です。

　したがって、脊髄の上方に損傷を受けると、これらの抑制的支配がなくなって骨盤神経の支配のみを受けることになるため、排尿反射が起きやすくなります。仙髄に損傷を受けると排尿反射が起こらなくなり、排尿困難を生じます。

Q18 排尿を我慢できるのはなぜ？

A 　電車に乗っているときや会議中など、尿意を感じても排尿を我慢することができます。その理由は排尿に関係する筋には随意筋が含まれているからです。

　大脳が判断して行う蓄尿の機序を考えてみましょう。膀胱にたまった尿の量が400mLを超えると、膀胱内圧が急激に上昇します。この刺激は、脊髄感覚神経を介して排尿中枢に伝わります。このとき、下腹神経を介して膀胱壁を弛緩させるとともに、内尿道括約筋を収縮させる反射が起こります。すなわち、大脳が一時的に尿をためたままの状態でいようと判断し、その結果として蓄尿されることになったわけです。そのとき、陰部神経も反射的に興奮して外尿道括約筋を収縮させ、排尿は抑えられます。

　外尿道括約筋は随意筋ですから、自己の意思で収縮させたり、弛緩させたりすることもできます。強い尿意を感じても排尿を我慢することができるのは、外尿道括約筋を収縮させて排尿を抑制しているためです。

　排尿を我慢した後に排尿しようとしてもすぐに出ないのは、多量の尿によって弛緩していた膀胱の筋肉が、収縮を始めるまでに時間がかかるからです。

失禁の機序

　尿を膀胱内にためておくことができず、不随意に出ることを失禁といいます。失禁は尿が充満したときの膀胱内圧と尿道内圧のバランスが崩れることによって生じます。

　失禁には、① 切迫性尿失禁、② 反射性尿失禁、③ 腹圧性尿失禁、④ 溢流性尿失禁、⑤ 完全尿失禁などがあります。

① 切迫性尿失禁
　脳梗塞や脳出血などによって大脳の排尿中枢が障害され、排尿の抑制ができなくなる運動切迫性尿失禁と、膀胱炎や尿道炎、膀胱結石などによって下部の尿路に障害が生じ、排尿の抑制ができなくなる感覚切迫性尿失禁があります。

② 反射性尿失禁
　脊髄の障害によって起こります。膀胱が全く抑制されずに収縮し、尿道に不随意な弛緩が起こるため、膀胱に尿がたまると反射的に排尿が起きてしまいます。脊髄損傷や脳腫瘍、脊髄腫瘍などで発生します。

③ 腹圧性尿失禁
　咳やくしゃみ、荷物の持ち上げ動作、笑いなどに伴って失禁が生じます。骨盤底筋群が弱くなり、膀胱の頸部や近位尿道の緊張性が低下することによって起こります。出産後、中高年の女性などに多くみられます。

④ 溢流性尿失禁
　尿道の閉鎖、膀胱の収縮力低下などで残尿が生じ、膀胱壁が伸びきった状態になると、膀胱内の残尿が漏れ出します。これが溢流性尿失禁です。前立腺肥大、直腸癌、子宮癌の手術後などに起こることがあります。

⑤ 完全尿失禁
　先天性異常や外傷などによって尿道が機能不全になった場合に起こります。膀胱内に尿をためておくことができず、尿が常に漏れ出します。前立腺手術後の合併症として起こることがあります。

Chapter 5

代　謝

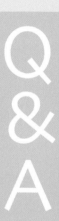

代謝口絵

● 肝臓 ●

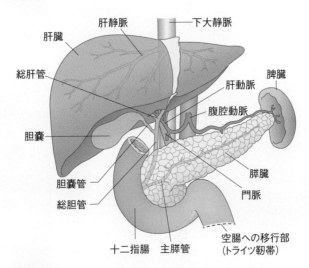

● 膵臓 ●

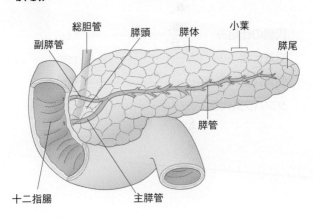

肝小葉（かんしょうよう）

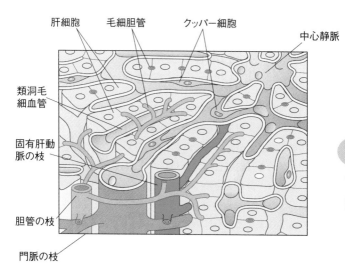

肝細胞　　毛細胆管　　　クッパー細胞　　　　　　中心静脈

類洞毛
細血管

固有肝動
脈の枝

胆管の枝

門脈の枝

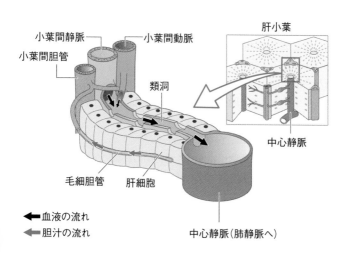

肝小葉

小葉間静脈　　小葉間動脈

小葉間胆管

類洞

中心静脈

毛細胆管　　肝細胞

中心静脈（肺静脈へ）

← 血液の流れ
← 胆汁の流れ

代謝の仕組み

Q1 肝臓が化学工場とよばれるのはなぜ？

A 肝臓には、栄養素の代謝と貯蔵、薬物や中毒性物質の解毒・分解・排泄、血液機能の調節、胆汁の分泌、生体防御など、多くの機能が備わっています。こうした機能のほとんどは、物質の化学的な反応によって行われています。肝臓が化学工場とよばれるのは、身体を維持するための多くの化学反応が行われているからです。これらの機能のうち、1つでも支障が生じると、身体のさまざまなところに影響が現れてきます。肝臓の主な機能は次のとおりです。

◎ 栄養素の代謝と貯蔵

小腸で吸収されたグルコースから**グリコーゲン**をつくり、肝臓内に蓄えます。血液中のグルコースが不足すると、グリコーゲンをグルコースに分解して血液中に送り出します。また、**タンパク質を合成**したり、不要なアミノ酸を分解して尿素として尿中に排泄します。さらに、**脂肪酸の分解、コレステロールの生成**なども行っています。

◎ 薬物や毒素の解毒、分解、排泄

経口摂取された薬物や毒素は、最終的に肝臓に運ばれて**解毒**され、尿とともに排泄されます。解毒は、肝内血管の類洞（洞様毛細血管）に存在する**クッパー細胞**による貪食作用と、酵素による化学的分解によって行われます。

◎ 血液機能の調節

　肝臓は血液を貯蔵し、必要に応じて放出する役割を担っています。また、鉄を貯蔵・再利用したり（**鉄代謝**）、ビリルビンとして胆汁中に排泄します（**ビリルビン代謝**）。肝臓ではフィブリノゲンやプロトロンビンなどの**血液凝固物質の生成**も行っています。

◎ 胆汁の生成と分泌

　胆汁は肝細胞によって生成されます。胆汁は、毛細胆管→肝内胆管枝→肝内胆管→総胆管という順に流れ込み、十二指腸に分泌されます。

◎ 生体防御機能

　肝臓に存在するリンパ球やクッパー細胞は、生体防御に働きます。

Q2 肝臓はどのような構造になっているの？

A　肝臓は三角錐を横にしたような形をしています。成人では体重の約1/50の重量があり（1.0〜1.5kg）、40歳頃に最大の大きさになります。

　肝臓は肝細胞と血管の集合体です。肝細胞の数は2,500億個です。この肝細胞が約50万個集まって直径1〜2mmの六角柱の集合体をつくり出します。これを肝小葉といいます。

　肝小葉の周囲にある**グリソン鞘**には、門脈の枝である**小葉間静脈**、肝動脈の枝である**小葉間動脈**、胆汁を胆管に送り出す**小葉間胆管**が並び、この3つは**肝みつ組**ともよばれます。

　小葉間動脈と小葉間静脈は、肝小葉に入る前に合流します。血

液は類洞（洞様毛細血管）を流れるうちに、肝細胞に種々の合成素材や肝細胞自体のための栄養成分を渡し、細胞からの不要物を受け取って肝静脈へ流れ込みます。

　肝臓には毎分約1Lの血液が流れ込んでいます。そのうちの80％が門脈血、20％が肝動脈血です。門脈には、胃腸管（消化管）などの腹部臓器で吸収された栄養素や、経口摂取した薬物などを含む静脈血が流れ込んでいます。これらの物質は肝臓で代謝され、肝静脈を通って下大静脈から心臓に戻り、全身へ分配されます。肝臓の機能にかかわる物質を送るための血管であるので、門脈は肝臓の機能血管ともよばれます。

　肝臓に流れ込んでいるもう1本の血管である肝動脈は、酸素に富む動脈血を肝臓に供給します。そのため、肝臓の栄養血管ともよばれます。

　肝細胞は予備能力や再生能力に優れており、約80％が障害されても症状が現れないため、沈黙の臓器といわれますが、その能力にも限度があります。肝臓が障害される病態には、黄疸、急性肝炎、慢性肝炎、脂肪肝、肝硬変、肝臓癌などがあります。

MEMO　　　　　　　　　**急性肝炎と慢性肝炎**

ウイルス感染、薬物、アルコールなどによって生じる急性肝障害を急性肝炎といいます。慢性肝炎は、ウイルス感染、自己免疫や代謝異常など、さまざまな原因によって炎症性肝機能障害が6か月以上続くものを指します。

MEMO 　　　　　　脂肪肝

中性脂肪が肝臓に異常に沈着した状態が脂肪肝です。肥満、アルコール、糖尿病などが原因になることが多く、AST、ALT、γGTPなどの値が増加します。なお、アルコールを摂取しない場合でも非アルコール性脂肪性肝疾患（NAFLD）が起こることがあります。一部は肝硬変に進行することがある非アルコール性脂肪肝炎（NASH）になります。

MEMO 　　　　　　肝臓癌

肝臓に発生する原発性肝臓癌（肝細胞癌、胆管細胞癌、嚢胞性腺癌など）と、肺癌、子宮癌、胃癌、膵癌などが転移した転移性肝臓癌があります。

Step up COLUMN

肝硬変と門脈圧亢進症状

　慢性肝障害の末期症状が肝硬変です。肝臓が線維化して硬くなり、門脈圧亢進（門脈から先の小血管に血流が行かなくなり、門脈内に血液がうっ滞し、門脈圧が高くなる）状態になります。門脈圧亢進状態では側副路に大量の血液が流れようとし、その場所の血圧が高くなります。そのため次のような症状が現れてきます。
① 食道静脈圧が高くなり、食道静脈瘤ができます。
② 腹壁表皮静脈に大量の血液が流れるために、静脈瘤ができます（メデューサの頭といわれます）。
③ 直腸静脈圧が高くなり、痔になりやすくなります。
　肝硬変になると浮腫、腹水、消化管（胃腸管）出血などが生じ、肝臓癌発生の危険が高くなります。

Q3 黄疸はどのようにして起きるの？

A 　　寿命がきた赤血球や不要になった赤血球は脾臓で壊され、中のヘモグロビンは**ヘム**と**グロビン**に分解されます。

ヘムは門脈を通って肝臓へと送られますが、このとき、肝細胞に取り込まれるとビリルビンに変換され、その後グルクロン酸抱合を受けて**直接（抱合型）ビリルビン**になります。他方、肝臓内の細網内皮系細胞に取り込まれたヘムは、ビリルビンに変換されますが、グルクロン酸抱合を受けることなく血中に放出され、血中でアルブミンと結合して**間接（遊離型）ビリルビン**になります。

尿中に排泄されるのは直接ビリルビンで、間接ビリルビンは尿中には排泄されません。また、ビリルビンが腸内細菌により還元されると**ウロビリノゲン**になり、このウロビリノゲンが尿中でさらに酸化されると尿の黄色の成分である**ウロビリン**になります。

黄疸は、何らかの原因で血液中のビリルビン（胆汁色素）が増えた状態です。この状態を**高ビリルビン血症**といいます。黄疸は成因により、次の３つの型に分類されています。

第1の型は黄疸の原因がビリルビン生成前にある場合で、溶血性貧血による黄疸や新生児の生理的黄疸などです。ヘムが大量に出すぎたために起こり、間接ビリルビンが増加します。これを**肝前性黄疸**といいます。

第2の型は肝炎や胆細管炎など、ビリルビン生成場所の障害が原因で起きる場合で、血中には直接ビリルビンと間接ビリルビンの両方が増加します。これを**肝性黄疸**といいます。

第3の型は黄疸の原因がビリルビン生成後にある場合です。肝臓癌や胆管結石などで胆管が閉塞すると、本来は胆汁として利用

されるべきものが血中に流入し、黄疸が生じます。これを**肝後性**
黄疸といい、直接ビリルビンが増加します。

　血中ビリルビン値が1.0〜2.0mg/dLの場合は潜在性黄疸といわ
れ、症状が出ることはまれです。血中ビリルビン値が2.0mg/dL
以上になると、皮膚や粘膜、とくに眼球結膜（白目）が黄染して
強い瘙痒感を感じます。これを**顕性黄疸**といいます。

　黄疸はさまざまな疾患の症状として現れるので、基礎疾患の治
療が必要です。また、瘙痒感へのケアも重要になります。

Q4 血液を調べると肝機能が わかるのはなぜ？

A　肝臓は生体の化学工場といわれるように、さまざまな
化学反応を行っています。そのため、肝機能が低下すると
化学反応の結果に変化が現れ、血液中の物質量にも変化が生じま
す。たとえば肝細胞が障害されると、肝細胞内に含まれる酵素で
あるAST、ALTが血中に流れ出します。同様に、肝細胞が障害さ
れると、血液中のLDH、アルカリフォスファターゼ、γGTPな
どが増加します。

　肝障害を起こすと、アルブミンがつくられなくなるため**アルブ**
ミン値が低下し、コレステロールが合成できなくなるため**コレス**
テロール値が低下します。また、血液凝固因子が合成されなくり、
凝固能が低下して出血傾向がみられるなどの変化が現れます。

Q5 代謝って何？

A 　代謝は、生体内で行われるさまざまな分子の合成と分解を行う化学反応です。生体は、酸素や栄養素を外から取り込み、消化・吸収して活動に必要な物質やエネルギーを産生します。また、体内の活動で不要になった老廃物を外に排出しています。このように、体内の化学反応によって物質が変化することを、代謝といいます。

　生体は生きていくために、呼吸によって**酸素**を取り込み、食事によって**栄養素**を得ています。この２つのうちどちらが欠けてもエネルギーは産生されません。生体は栄養素を酸素で**酸化**して効率よくエネルギーを得ているからです。

　代謝は、腸管から吸収された栄養素から体内で必要な物質を生成する**同化作用**と、一度生成した物質を分解してエネルギーを生み出す**異化作用**の２つに分けられます。

Q6 同化作用って どういうこと？

A 　消化によって体内に吸収されたアミノ酸からタンパク質をつくり出すように、低分子の物質から高分子の物質を合成する反応のことを**同化作用**といいます。こうした化学反応によって、体内で必要とされる物質が生成され、筋、臓器、血液、ホルモン、免疫グロブリンなど、身体の成分を構成する物質につくり変えられていきます。グリコーゲンや脂肪として筋の一部に蓄えることも、同化作用の一種です。

アミノ酸

アミノ酸はタンパク質の構成要素で、20種類あります。そのうち、体内で合成できず、食物から摂取しなければならないアミノ酸を、必須アミノ酸といいます。必須アミノ酸はイソロイシン、ロイシン、バリン、メチオニン、リジン、フェニルアラニン、スレオニン、トリプトファン、ヒスチジンの9種類です。

Q7 異化作用ってどういうこと？

A 　同化作用とは逆に、自身の身体の成分を分解して異なる物質に変える過程を異化作用といいます。グリコーゲンや中性脂肪など、高分子の物質を低分子の物質に分解することにより、最終的にエネルギーが放出されます。

この分解の際には、アデノシン三リン酸（adenosine triphosphate；ATP）という化学物質が産生され、これがエネルギー源となります。ATPはいわば蓄電池のようなもので、水と反応することで、端にあるリン酸分子が1つだけ結合から外れます。こうしてできたものがADP（アデノシン二リン酸）です。この反応の過程でエネルギーがつくられます。運動するときや、体内の細胞が活動するときのエネルギー源は、このようにつくられています。

異化作用が起こると**二酸化炭素**という不要物が生じます。二酸化炭素は**内呼吸**で細胞外に排出され、肺の**外呼吸**によって体外に排出されます。この一連の反応は、次の式で表せます。

食物から摂取した栄養素＋酸素　→　水＋二酸化炭素＋ATP
（ATP＋水）－1つのリン酸分子　→　ADP＋エネルギー

5

代

謝

ATP（アデノシン三リン酸）

アデノシンにリン酸基が3つ結合した化合物。エネルギーをつくり出す源で、エネルギー通貨の役割を果たします。

Q8 食物はどうやってエネルギーになるの？

A 車にガソリンが必要なように、ヒトには食物が必要です。車は燃料であるガソリンを燃やして運動エネルギーに変換し、道路を走りますが、ヒトは米やパン、肉、魚、野菜などを食べることでエネルギーを産生します。

こうした食物は、そのままのかたちでは吸収することができません。そのため、胃腸管（消化管）でデンプンなどの糖質（炭水化物）、タンパク質、脂肪は消化酵素の働きにより分解されます。そのうち、エネルギーを生み出す燃料として使われるのは、**糖質、タンパク質、脂肪**の3種類です。そのため、これらは**3大栄養素（3大エネルギー産生栄養素）**とよばれています。

3大栄養素はさらに小腸で消化されます。炭水化物はグルコース（ブドウ糖）に、タンパク質はアミノ酸に、脂肪は脂肪酸にというように、より低分子の化合物になって血液中に取り込まれます。そして、血液の流れに乗って個々の細胞の近くまで運ばれていきます。細胞は、細胞と細胞の間にある組織液（組織間液）を介し、酸素と栄養分を取り込みます。そして、ガソリンが燃焼（酸素と反応）して熱を生み出すように、これらの栄養素も酸素と反応することでエネルギーが産生されます。

細胞はどのように栄養を取り込むの？

細胞は**細胞膜、核、細胞質**から構成されています（図5-1）。細胞膜は二重になった脂質の層でできており、小さな孔から物質が吸い込まれたり、吐き出されたりする仕組みになっています。核は細胞の制御中枢で、DNAに組み込まれたプログラムにより、細胞分裂や遺伝子情報の伝達が行われています。

細胞質は核を取り囲むようにしている物質です。サイトゾルという半透明の液体と、**細胞小器官**〔ミトコンドリア、リソソーム（水解小体）、ゴルジ装置、小胞体、中心体など〕、などから成り立っています。細胞質のうち代謝にかかわっているのが細胞小器官で、なかでも重要な働きをしているのは**ミトコンドリア**です。

ミトコンドリアは酸素を取り込んでATPの大部分を供給しており、エネルギーの供給所、細胞の発電所ともよばれます。肝臓や筋などエネルギーを多く必要とする細胞には、ミトコンドリアが多く存在しています。

これらの細胞が栄養を取り込むためには、細胞と細胞の間にある**組織液（組織間）**が必須になります。組織液は毛細血管から染み出した液体成分で、この中に栄養素や酸素が溶け込んでいます。細胞と組織液との間では、浸透圧の原理により、細胞膜を通して濃度の薄いほうから濃いほうへと物質が移動します。こうして組織液から細胞に酸素と栄養素が送られ、細胞から組織液に二酸化炭素と老廃物が排出されます。

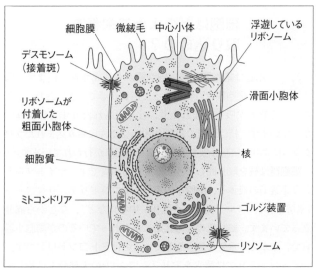

■ 図 5-1　細胞の構造

（図中ラベル）
細胞膜　微絨毛　中心小体　浮遊しているリボソーム
デスモソーム（接着斑）
リボソームが付着した粗面小胞体
細胞質
ミトコンドリア
滑面小胞体
核
ゴルジ装置
リソソーム

MEMO　　　　　　　　浸透圧

濃度の異なる 2 つの溶液が細胞膜などの半透膜（低分子物質が自由に通り抜けられる膜）を挟んでいるとき、圧差により濃度が同じになるまで低分子物質が移動する性質。

Q10　食物からはどれくらいのエネルギーが産生されるの？

A　　3 大栄養素が酸素と反応することを**酸化**といい、酸化によって生み出されるエネルギーは熱量とよばれます。

熱量は各栄養素によって異なり、糖質（炭水化物）、タンパク質

は1gあたり4kcal、脂肪は1gあたり9kcalです。糖質（グルコース）はエネルギー合成に、タンパク質（アミノ酸）は主に酵素や細胞の合成に、脂肪（脂肪酸）はエネルギー貯蔵に使われます。

Q11 エネルギーは貯蔵できるの？

A 車はガソリンを燃やして得たエネルギーをその場で使いきりながら走るため、蓄電池のようにエネルギーを蓄えることはできません。しかしヒトは、異化作用によって得たエネルギーをATP（アデノシン三リン酸）として蓄えるという、蓄電池のようなシステムをもっています。そして、ATPをADP（アデノシン二リン酸）に変換するときに生じるエネルギーを使い、生命活動を行っています。

Q12 基礎代謝って何？

A 身体は心身ともに安静な状態でも、心臓の拍動や呼吸、腎機能の維持、体温を一定に保つなどで、エネルギーを必要としています。目が覚めている状態で、生命を維持するために必要な最小限の熱量を基礎代謝といい、前日の夕食をとってから12～18時間経過し、翌朝の朝食をとらずに静かに仰臥している状態で消費されるエネルギーを指します。

基礎代謝量は年齢、性別、体表面積などのさまざまな要因によって変化します（**表5-1**）。成長期や思春期の小児は、発育のために大量のエネルギーを必要とするので基礎代謝量は多くなります。また、高齢になるにつれて筋が萎縮するため、基礎代謝量は少なくなります。

■ 表5-1　基礎代謝量

年齢 （歳）	男　性		女　性	
	基礎代謝量基準値 （kcal/kg体重/日）	基礎代謝量 （kcal/日）	基礎代謝量基準値 （kcal/kg体重/日）	基礎代謝量 （kcal/日）
1〜2	61.0	700	59.7	660
3〜5	54.8	900	52.2	840
6〜7	44.3	980	41.9	920
8〜9	40.8	1,140	38.3	1,050
10〜11	37.4	1,330	34.8	1,260
12〜14	31.0	1,520	29.6	1,410
15〜17	27.0	1,610	25.3	1,310
18〜29	24.0	1,530	22.1	1,110
30〜49	22.3	1,530	21.9	1,160
50〜64	21.8	1,480	20.7	1,110
65〜74	21.6	1,400	20.7	1,080
75以上	21.5	1,280	20.7	1,010

厚生労働省：日本人の食事摂取基準　2020 年版

糖質代謝

Q13 糖質はどのようなかたちで吸収されるの？

A 糖質は炭水化物ともよばれ、**単糖**、**オリゴ糖（少糖）**、**多糖**に分けられます。組成式を表すと$C_n(H_2O)_m$［n、m＝係数］となるものが多いため、炭素と水からなる化合物ということで、**炭水化物**とよばれています。数個の水酸基（－OH）とケトン基（＞CO）、アルデヒド基（－CHO）をもつ化合物を基本分子とし、基本分子が数個から数千個結合しています。

糖質が吸収されるためには、消化酵素によってグルコース（ブドウ糖）、フルクトース（果糖）、ガラクトースなどの単糖に分解される必要があります。単糖というのは、糖質の基本分子1個から構成される糖です。数千個の基本分子が結合した炭水化物であっても、すべて**単糖**まで分解された後で小腸で吸収されます。

吸収されたグルコースなどの単糖は、門脈から肝臓を経て全身に運ばれ、エネルギー源として用いられます。

MEMO　　　　　　　単糖

糖質の基本分子1個から構成される糖で、グルコース、フルクトース、ガラクトースがこれに当たります。グルコースとフルクトースは果物やはちみつに含まれ、ガラクトースは乳糖のかたちで乳汁に含まれています。

5
代
謝

MEMO
オリゴ糖（少糖）

数個から数十個の糖質の基本分子から構成される糖。スクロース（蔗糖）はサトウキビやテンサイに含まれ、一般には砂糖といわれます。マルトース（麦芽糖）は大豆を発酵させた麦芽に、ラクトース（乳糖）は乳汁に含まれています。なお、基本分子が 2 〜 10 個のものをオリゴ糖（少糖）といいます。

MEMO
多糖

数百から数千の糖質の基本分子から構成される糖。スターチ（でんぷん）は穀やイモ、多くの豆に含まれます。また、デキストリンは水飴に、グリコーゲンは動物の肝臓や筋に含まれています。多糖も最終的にグルコース（単糖）に分解されますが、分解に時間がかかるため、多糖を摂取すると腹持ちがよくなります。

Q14 糖質を毎食とる必要があるのはなぜ？

A 1日3回、食事によって糖質を摂取しないと、身体に貯蔵されていた炭水化物が底をついて血糖値が下がってしまうからです。

糖質は米、パン、麺類などに含まれる栄養素で、主なエネルギー源になります。体内ではグリコーゲンやグルコースのかたちで貯蔵されますが、備蓄できる量はごく少量にすぎません。最も多く貯蔵できるのが筋で300g（1,200kcal）、次いで肝臓が100g（400kcal）、血液全体では15g（60kcal）、脳には2g（8 kcal）が貯蔵できます。肝臓のグリコーゲンは、血糖を維持するために必

要に応じてグルコースのかたちになり、血液中に送り込まれると各組織の活動エネルギーになります。

最低限の生命維持だけでも毎分 1 〜 1.2kcal が必要とされるため、体内に貯蔵している糖質をすべて使い切っても、わずか 7 時間しかエネルギー補給ができません。この段階で糖質が補給されないと、血糖値は低下していきます。

身体には、危機管理システムが備わっており、糖質の摂取が不足すると血糖値の低下を補うために、タンパク質（アミノ酸）や脂肪（グリセロール）を使ってグルコースをつくり出し、血糖値を一定にします。これを糖新生といいます。しかし、糖新生が行われるとタンパク質の合成が阻害されるという弊害ももたらされます。ダイエットで炭水化物を減らしすぎると、筋の量が減ってしまうのはこのためです。

糖質の摂取量が多すぎると脂肪に転換され、脂質代謝異常（コレステロール値の増加、中性脂肪値の増加）を起こす原因になります。

5
代謝

Q15 糖質の代謝は どのように行われるの？

A　　グルコース（ブドウ糖）はエネルギー源として利用されるとともに、貯蔵型のグリコーゲンにかたちを変えて肝臓や筋に取り込まれます。貯蔵したエネルギーのもとを取り出すためには、① 解糖系（かいとうけい）の反応、② クエン酸（TCA）回路、③ 電子伝達系という３つの段階が必要です（図5-2）。

　① の解糖系ですが、これは**グルコース**を**ピルビン酸**（あるいは乳酸）にまで分解する反応です。このとき、２モルのATPも生成され、② のクエン酸回路における反応のエネルギー源になります。通常、グルコースからピルビン酸になるまでの反応は10段階で、乳酸までの反応は11段階です。こうした反応にかかわっているのが、10種類の酵素です。

　② の段階のクエン酸回路をみてみましょう。解糖系で生成されたピルビン酸は、酸素と反応して**アセチルCoA**（アセチル補酵素A）になり、クエン酸回路に入ります。クエン酸回路では、クエン酸、シスアコニット酸、イソクエン酸と代謝を続けながら回路を一巡し、再びクエン酸に合成されます。クエン酸回路は、ピルビン酸（グルコース）と酸素が供給されるかぎり繰り返し反応が続き、１回転すると**２モルのATP**が生み出されます。

　クエン酸回路では別の物質も生み出されています。**NADH**と**FADH$_2$**という**補酵素**です。この補酵素が細胞内の**ミトコンドリア**の内膜に入ると、内膜で酸化される過程で生じるエネルギーにより、ADPにリン酸を１つつけてATPとする反応が行われます。これを**電子伝達系**（呼吸鎖あるいは酸化的リン酸化）とよんでいます。

　①〜③の反応により、**38モル**のATPが生成されます。

MEMO **クエン酸（TCA）回路**

摂取した3大栄養素を分解し、エネルギー、二酸化炭素、水を生成する代謝回路。

MEMO **モル（mol）**

1molは 6.02×10^{23} 個（アボガドロ数）の原子または分子が集まった量（物質量）です。

5

代

謝

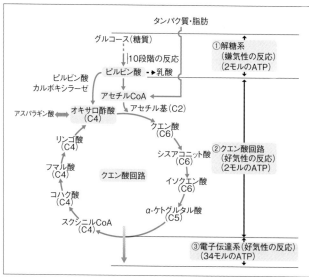

■ 図5-2　グルコースの分解とクエン酸回路

下 正宗ほか編、村田哲也著：コアテキスト1 人体の構造と機能、
p.253、医学書院、2003 より改変

MEMO

ミトコンドリア

細胞内にあるエネルギー産生のための細胞小器官。1つの細胞内に約2000個もあり、内膜の内側のマトリックス（基質）には、クエン酸回路、脂肪酸のβ酸化、アミノ酸代謝にかかわる酵素があります。

Q16 グルコース（ブドウ糖）はどのように細胞に吸収されるの？

A グルコースが細胞に取り込まれないと、細胞はエネルギー源を失い、活動することができません。多くの細胞には、インスリンというホルモンの受容体があります。その受容体にインスリンが結合すると、チロシンキナーゼという酵素が活性化されて細胞膜の透過性が高まり、糖が細胞内に入りやすくなります。

インスリンは膵臓のランゲルハンス島〔β（B）細胞〕から分泌されるホルモンで、食事によって血糖値が上昇することが刺激になって放出されます（**図5-3**）。インスリンは血中グルコースの細胞への取り込みを助け、細胞にエネルギーを補給するとともに、血糖値を下げるという役割を果たしています。

ランゲルハンス島〔α（A）細胞〕から分泌される**グルカゴン**は、肝臓のグリコーゲンをグルコースとして血液中に放出させる働きがあり、血糖値を上昇させます。

通常は、グルコースとインスリンのバランスが保たれ、血糖値はほぼ一定ですが、このバランスが崩れると血糖値が変動します。血糖値が高く保たれてしまう状態が**糖尿病**です。

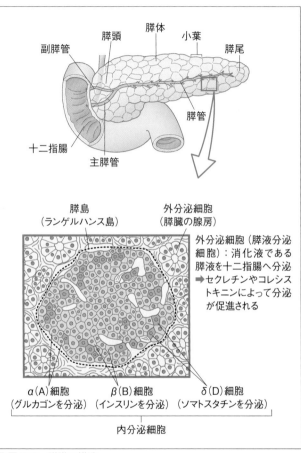

膵頭　膵体　小葉　膵尾
副膵管
膵管
十二指腸
主膵管

5
代
謝

膵島　　　　　　　　　外分泌細胞
(ランゲルハンス島)　　(膵臓の腺房)

外分泌細胞(膵液分泌
細胞)：消化液である
膵液を十二指腸へ分泌
➡セクレチンやコレシス
トキニンによって分泌
が促進される

α(A)細胞　　　　β(B)細胞　　　　δ(D)細胞
(グルカゴンを分泌)　(インスリンを分泌)　(ソマトスタチンを分泌)

内分泌細胞

■ 図5-3　膵臓の構造

Q17 糖尿病はどうして起きるの？

A 糖尿病（diabetes mellitus；DM）は糖代謝、脂質代謝にかかわるインスリンの作用不足によって起きる疾患で、1型糖尿病と2型糖尿病があります。

1型糖尿病は、膵臓のランゲルハンス島のβ（B）細胞が自己免疫などにより破壊され、インスリンが欠乏することによって起きます。インスリン注射が必須です。

2型糖尿病は、遺伝的素因に肥満、運動不足などの環境因子が加わって発症します。2型糖尿病には2つの型があり、どちらもインスリンの分泌は行われます。そのうちの1つは、インスリンの分泌が低下する場合と、もう1つはインスリン抵抗性（インスリンの分泌があるにもかかわらず効きが悪くなっている状態）の場合があります。

2型糖尿病はインスリン分泌を刺激する薬などが使用されますが、インスリン投与が必須になることがあります。また、2型糖尿病には食事療法や運動療法が有効です。

MEMO　　　　　　　**低血糖**

血液中のグルコースが少なくなりすぎた状態。通常血糖値60mg/dL以下の場合を低血糖症といいます。60mg/dLで生理的飢餓感を覚え、45mg/dL以下になると、激しい飢餓感からショック状態となり、脱力、冷汗、振戦などが現れます。

高血糖

　空腹時血糖値が126mg/dL以上で、かつ糖化ヘモグロビン（HbA1c）が6.5%以上の場合を糖尿病といいます。糖尿病では以下のような障害が生じます。

● 血液中のグルコースがLDLコレステロール（悪玉コレステロール）と結合すると、血管壁にコレステロールが沈着し、動脈硬化を引き起こします。

● 血液中のグルコースがHDLコレステロール（善玉コレステロール）と結合すると、余分なLDLコレステロールの回収というHDLコレステロールの能力が低下し、動脈硬化が促進されます。

● インスリンの血中濃度が高くなると、排泄されるはずのナトリウムが腎臓で再吸収され、循環血液量が増えて血圧が上昇します。これによってさらに動脈硬化が促進されます。

● インスリンは交感神経に作用して血管を収縮させ、血圧を上昇させます。また心臓の負担を大きくし、心不全や心肥大が起こりやすくなります。

● 赤血球のヘモグロビンがグルコースによって糖化すると（糖化ヘモグロビン、HbA1c）、赤血球の酸素運搬能力が低下し、細胞が酸素不足に陥ります。

● 腎臓の再吸収能力の限界を超えるほどの高血糖状態になると、尿中にグルコースが漏れ出てきます（尿糖）。また、グルコースのために尿の浸透圧が高くなるので、尿量や排尿回数が増えます。

● エネルギー源であるグルコースを効率よく使えないため、倦怠感、疲労感などがみられるようになり、最終的にはやせていきます。

● 高血糖によって眼、神経、腎臓の細い血管が障害され、網膜症、神経障害、腎症という糖尿病の3大合併症を起こします。

5

代

謝

脂質代謝

Q18 脂肪はどのようなかたちで吸収されるの？

A 脂肪は糖質とともに重要なエネルギー源になる栄養素です。脂質の大部分は中性脂肪（トリグリセリド）として摂取され、リパーゼという消化酵素の作用で脂肪酸とグリセリンに分解され、小腸絨毛上皮細胞から吸収されます（→ p 107、Q16参照）。ここで、脂肪酸とグリセロールは再び**中性脂肪（トリグリセリド）**に再合成され、さらにこれに特別なタンパク質が結合して、カイロミクロンというリポタンパク質になります。カイロミクロンは、毛細リンパ管、リンパ管、胸管を経由して血液中に入り、肝臓や脂肪細胞に蓄積されます。

血液中のリポタンパク質は脂質とタンパク質の集まりで、この2つの割合によって密度が変わります（**図5-4**）。中性脂肪が占める密度が最も多いのが**カイロミクロン**、次いでVLDL、LDL、HDLの順になります（**表5-2**）。

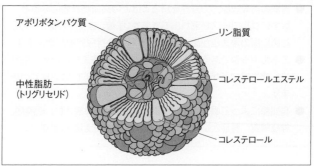

■ 図5-4　リポタンパク質

カイロミクロン	中性脂肪が多く、タンパク質はほとんど含まれないリポタンパク質。脂質を末梢の組織や肝臓に運ぶ役割を担っています。
VLDL (超低密度リポタンパク質)	中性脂肪を肝臓から筋や脂肪組織に運ぶ役割をもつリポタンパク質。
LDL (低密度リポタンパク質)	コレステロールが非常に多く、中性脂肪が少ないリポタンパク質。肝臓でつくったコレステロールを全身の細胞に運ぶ役割を担っています。LDLが血管壁に蓄積すると動脈硬化の原因になるため、悪玉コレステロールといいます。
HDL (高密度リポタンパク質)	タンパク質の割合が多いため、高密度リポタンパクともいいます。血液を巡りながら、全身の細胞で余ったコレステロールを回収して肝臓に運びます。このため、善玉コレステロールといいます。

5

代

謝

Q19 脂肪はどのように代謝されるの？

A 蓄積したグリコーゲンを使い切ると、皮下、腹腔内、筋などに蓄えられた脂肪が分解され、エネルギー源として使われるようになります。脂肪はエネルギー効率の高い栄養素で、1gの脂肪から9kcalの熱量が生み出されます。

脂肪組織に蓄えられた中性脂肪（トリグリセリド）は、グリセロールと脂肪酸に加水分解され、脂肪酸はタンパク質（アルブミン）と結合した状態で血液中に放出されます。そして、肝臓、心臓、腎臓、筋、肺などに取り入れられ、エネルギー源になります。一方、グリセロールはアセチルCoAを経て解糖系に入り、エネルギーを産生したり、再び中性脂肪を合成するために用いられます。

Q20 コレステロールはなぜ必要なの？

A 　血液中のコレステロールが多いと**動脈硬化や脂質異常症**の原因になりますが、コレステロールは生命を維持するために欠かせない働きをしています。その1つが、細胞膜の構成成分になることです。細胞膜はコレステロールとリン脂質からできています。コレステロールが不足すると、細胞膜が弱くなってウイルスや化学物質などの侵入を受けやすくなります。

　このほか、副腎皮質ホルモンや性ホルモンなど、ホルモンの材料になることもコレステロールの役割の1つです。また、コレステロールは胆汁酸の主成分でもあります。胆汁酸の合成には1日に約700mgのコレステロールを必要とします。

MEMO　　　　　**動脈硬化**

血管壁にコレステロールが沈着し、動脈の内径が狭くなったり、弾力を失ったり、硬くなったりする状態（→ p71、Q15参照）。

MEMO　　　　　**脂質異常症**

血液中に溶け込む脂質（コレステロール、中性脂肪、リン脂質、遊離脂肪酸）などのうち、とくに、コレステロールと中性脂肪が適正な必要量よりも増えた状態。脂質異常症を放置すると動脈硬化の原因になり、心筋梗塞や脳梗塞の原因になります。

肥満、低体重の判定基準

・肥満・やせの基準で、国際的に用いられているのがBMI（Body Mass Index）です。

BMI＝体重kg÷（身長m×身長m）

BMI値が18.5～24.9の範囲内であれば普通体重です。この数値が18.5未満であれば低体重（やせ型）、25.0～29.9は肥満1度、30.0～34.9は肥満2度、35.0～39.9は肥満3度、40.0以上は肥満4度と分類されています。

5

代

謝

タンパク質代謝

Q21 タンパク質はどのように代謝されるの？

A　食物中のタンパク質はアミノ酸まで分解されて吸収され、門脈を通って肝臓に運ばれます。そして、それぞれの目的に応じてタンパク質に再合成されます。再合成されるタンパク質には、アルブミン、血液凝固タンパク質、免疫グロブリン、ホルモン、輸送タンパク質（ヘモグロビン）、収縮タンパク質（細胞骨格を構成するアクチン、筋収縮にかかわるミオシン）、酵素などがあります。

タンパク質の再合成に使われなかったアミノ酸は、余っても貯蔵することができません。そこで、エネルギー源として使われたり、脂質、糖質および、アミノ酸の合成など、本来のタンパク質の役割とは異なる用いられ方をします。

このようにタンパク質は、アミノ酸→ タンパク質（同化作用）、タンパク質→ アミノ酸（異化作用）のかたちで、繰り返し相互変換を行っています。

Q22　余ったタンパク質はどうなるの？

A タンパク質は糖質や脂質のように、余ったからといって体内の組織に蓄積しておくことはできません。そのため、体内でアミノ酸が過剰になると、分解して排泄されます。

　アミノ酸は窒素化合物であり、グルタミン酸脱水素酵素によってアミノ酸からアミノ基が離脱すると、**アンモニア**になります。アンモニアの一部はアンモニウム塩として尿中に排泄されますが、大半は肝臓で**尿素**に変換されて無毒化され、尿中に排泄されます。

MEMO　　　　　　　　　**尿素**

タンパク質の最終代謝産物。腎機能が低下すると、尿中に排泄される尿素が減少し、血中の尿素窒素（BUN）の値が上昇します。

Chapter 6

内分泌系

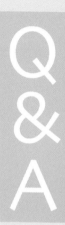

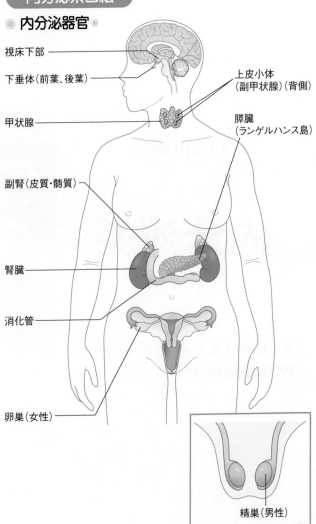

内分泌系口絵

◉ 内分泌器官 ◉

視床下部

下垂体(前葉、後葉)

甲状腺

上皮小体
(副甲状腺)(背側)

膵臓
(ランゲルハンス島)

副腎(皮質・髄質)

腎臓

消化管

卵巣(女性)

精巣(男性)

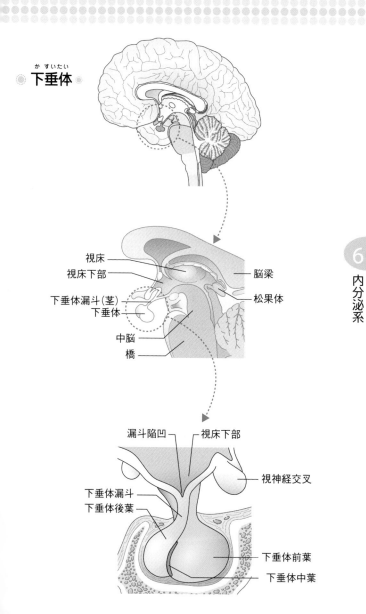

下垂体（か すいたい）

視床
視床下部
脳梁
松果体
下垂体漏斗（茎）
下垂体
中脳
橋

漏斗陥凹　視床下部
視神経交叉
下垂体漏斗
下垂体後葉
下垂体前葉
下垂体中葉

ホルモンの作用

Q1 ホルモンってどんなもの？

A ホルモンはギリシャ語の刺激する、目を覚まさせて活動させるという語に由来しています。

1949年にカナダの内分泌学者であるセリエにより、遠く離れた器官の機能を維持することを目的として、ある器官の細胞で作られた生理的な化合物であり、血液によって運ばれると定義されました。これを古典的ホルモンの定義といいます。

その後、セリエのホルモン定義に当てはまらない物質が見出されるなどの新たな発見があり、細胞外液（組織液）に溶け込み、細胞間の情報の授受をする化学的メッセンジャーと定義されるようになっています。これを非古典的ホルモンの定義といいます。

ヒトには100種類以上のホルモンがあり、微量でも大きな効果を発揮します。

ホルモンを化学構造で分けると、**ステロイドホルモンと非ステロイドホルモン**の2種になります。ステロイドホルモンはコレステロールから合成されます。代表的なものは性ホルモンや副腎皮質ホルモンです。非ステロイドホルモンはペプチドホルモン（成長ホルモン、甲状腺刺激ホルモンなど）、アミノ酸ホルモン（甲状腺ホルモン）、アミンホルモン（アドレナリン、ノルアドレナリン）などがあります。

Q2 ホルモンはどこから分泌されるの？

A ホルモンを分泌する器官を**内分泌器官**といいます。それぞれの内分泌器官の内分泌腺からさまざまなホルモンが分泌されます（**図6-1**）。内分泌腺は、視床下部、下垂体、松果体、甲状腺、副甲状腺（上皮小体）、胸腺、膵臓、副腎（皮質と髄質）、性腺（卵巣、精巣）などにあり、全身に分布しています。このほか、胃、心臓、腎臓、小腸には内分泌細胞が存在し、ホルモンを分泌しています。

内分泌器官は**外分泌器官**と異なり、分泌物を運ぶための導管を持っていないのが特徴です。そのため、**血液**を介して運ばれます。

> **MEMO**
> ### 外分泌器官
> 汗腺、涙腺、唾液腺など、身体の外（体表あるいは消化管）に向けて分泌を行う器官。分泌を行う腺細胞と、分泌物を運ぶ導管から構成されています。

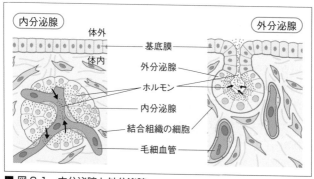

■ 図6-1　内分泌腺と外分泌腺

Q3 内分泌と外分泌はどう違うの?

A 外分泌は分泌された物質が作用するところまで導管で導かれている場合をいいます。例えば唾液腺から分泌された唾液は、口腔まで導管で導かれています。また膵臓から分泌された膵液は、それが働く十二指腸まで膵管で導かれています。

内分泌にはそうした導管がなく、腺から直接、血中に分泌されます。すると作用点では非常に希釈されてしまうので、作用を受ける細胞や器官に必ず、分泌物を受け取る**受容体**が存在します。

Q4 ホルモンを受け取るのはどこ?

A ホルモンは血液中の特定のタンパク質と結合し、血液の流れに乗って全身を巡ります。

ホルモンの目指す対象を、標的器官、標的細胞などといいます。標的細胞とは、該当するホルモンだけを認識して結合する細胞です。ホルモンが鍵だとすると、その鍵にちょうど合う鍵穴をもっているのが標的細胞です。ホルモンは身体中をめぐりながら、特定の受け手に情報を伝えます（これを特異性といいます）。情報の受け渡しは、そのホルモンに見合った受容体を細胞がもっているかどうかによって決まります。細胞に届けられた情報は、細胞の表面から内部あるいは核に伝えられます。また、ホルモンの血中濃度が低くても、効率よく情報を伝えることができます。

Q5 ホルモンはどのような働きをするの？

A 　ホルモンの作用はそのホルモンが結合する受容体をもつ標的細胞に作用し、特定の酵素の合成を盛んにすることです。酵素の合成が盛んになると、その酵素が関係する代謝が促進されます。

　そのほか、血液成分の恒常性を維持したり、消化液の分泌や生殖にかかわったり、ほかのホルモンの分泌にも関係しています。

Q6 ホルモンの分泌はどのように調節されているの？

A 　ホルモン分泌の調節はエアコンに似ています。エアコンを自動運転に設定してスイッチを押すと、室温や外気温をセンサーが感知し、本体の操作部に伝えます。すると操作部は、室温はこれくらいにしようと判断し、現在の室温との差をただちに計算します。セットポイント（設定温度）が決まると、それに基づいて冷暖房運転が自動的に行われます。こうした機能によって室温はちょうどよい状態に維持されます。

　体に点在する内分泌腺もエアコンの自動運転と同じように、身体の内部環境を一定に保つため、外界や体内などの変化に応じてホルモンが分泌される仕組みになっています。分泌量は常に一定ではなく、生体の恒常性を維持するために微調節されています。ホルモンの分泌量を調節しているのは、サーカディアンリズムとフィードバック機構です。

6

内分泌系

> **MEMO** 　　　　　　内部環境
>
> 内部環境とは、細胞を取り巻く細胞外液のことで、細胞と細胞の間にある組織間液と血漿（血液から赤血球、白血球、血小板などの細胞成分を取り除いたもの）を指します。

> **MEMO** 　　　　　　生体の恒常性
>
> 外界が変化しても内部環境を一定に保つ性質を、恒常性（ホメオスタシス）といいます。生体の恒常性は、主に神経系と内分泌系によって調節されています。

Q7 サーカディアン（概日）リズムって何？

A 　ヒトは24時間周期で睡眠と覚醒を繰り返します。このように、体内にある時計のようなリズムのことをサーカディアン（概日）リズムといいます。サーカディアンリズムは松果体から分泌されるメラトニンにより調節されています。

　ホルモン分泌もサーカディアンリズムに基く生体リズムと関連があります。たとえば、成長ホルモンは入眠後30分ほど経ち、深い眠り（ノンレム睡眠）に入るとともに分泌量が増します。また、運動後にも分泌量が増します。インスリンは午後3時頃に分泌量が多くなり、深夜は減少するというリズムがあります。

Q8 放出刺激ホルモン、抑制ホルモンって何？

A 視床下部ホルモンには**放出ホルモン**と**刺激ホルモン**があります。下垂体ホルモンには刺激ホルモンがあり、下位ホルモンの分泌を促す働きをもっている上位ホルモンです。

下垂体前葉から分泌される**甲状腺刺激ホルモン**には、甲状腺を刺激して甲状腺ホルモンの分泌を促進する働きがあります。また下垂体前葉から分泌される**性腺刺激ホルモン**や**副腎皮質刺激ホルモン**なども、刺激ホルモンとして働きます。

MEMO **視床下部の抑制ホルモン**

視床下部の放出ホルモンと反対の働きをするのが視床下部の抑制ホルモンです。上位の視床下部ホルモンの分泌により、下位の下垂体ホルモンの分泌が抑制されます。

Q9 フィードバック機構って何？

A フィードバック機構は制御対象物が制御物質を制御することです。たとえば、**上皮小体ホルモン（パラソルモン）**は血中のカルシウムイオン濃度が低下すると分泌されますが、カルシウムイオン濃度がある程度以上になると、パラソルモンの分泌を抑制するように働きます〔**負の（ネガティブ）フィードバック**〕。

また、視床下部から分泌される**甲状腺刺激ホルモン放出ホルモン（TRH）**は、下垂体前葉に働いて**甲状腺刺激ホルモン（TSH）**

を分泌させます。この甲状腺刺激ホルモンは甲状腺に働いて、**甲状腺ホルモン（サイロキシンとトリヨードサイロニン）**の分泌を促します。甲状腺ホルモンの血中濃度がある程度以上になると、視床下部がそれを感知し、甲状腺刺激ホルモン放出ホルモンの分泌が低下します。すると甲状腺刺激ホルモンの分泌も低下し、甲状腺ホルモンの分泌も低下します。これが負のフィードバックです。

　下垂体後葉から分泌される**オキシトシン**は子宮収縮を起こし、それが神経反射を介して間脳を刺激し、オキシトシンがさらに分泌され分娩が起こります。これが**正の（ポジティブ）フィードバック**です。

Q10 ホルモンの伝わる速さはどれくらい？

A　　ホルモンは自律神経系や免疫システム（系）とともに、生体の恒常性維持に関与しています。しかし、ホルモン、自律神経系、免疫系が効果を発揮する速度はそれぞれで異なります。外界条件が変化した場合、内部環境を一定に保つために最もスピーディーに働くのが**神経システム（系）**です。神経系の作用が現れるまでに要する時間は、秒単位、分単位です。これに対し、最もゆっくり作用するのが**免疫システム（系）**で、時間単位、日単位で作用が伝わります。

　ホルモンが作用するまでに要する時間は、この両者の中間で、分単位、時間単位で作用が発現します。

内分泌器官とホルモン

Q11 内分泌系の中枢はどこにあるの？

A　ホルモンシステム（系）全体を制御しているのは、間脳（第三脳室底部）にある視床下部です。ここからは、**副腎皮質刺激ホルモン放出ホルモン（CRH）、成長ホルモン放出ホルモン（GHRH）、黄体形成ホルモン放出ホルモン（LHRH）、甲状腺刺激ホルモン放出ホルモン、成長ホルモン放出抑制ホルモン（GHRIH；ソマトスタチン）**が分泌されます。これらは、ほかの内分泌腺に働いてその働きを制御するホルモンですから、視床下部はホルモン分泌の司令塔といえる器官です。

Q12 内分泌系の副司令塔はどこにあるの？

A　視床下部からのホルモンを受け取り、その情報を下位に伝えるホルモンを分泌するのが下垂体前葉と下垂体後葉です。下垂体は視床下部から細い茎で下垂し、**蝶形骨**のトルコ鞍の中央に収まっています。

　下垂体前葉は腺細胞の集合体で、6種類のホルモン（**成長ホルモン、甲状腺刺激ホルモン、副腎皮質刺激ホルモン、卵胞刺激ホルモン、黄体形成ホルモン、乳腺刺激ホルモン**）を分泌します（**表6-1**）。

　下垂体後葉は神経線維でできており、**オキシトシン**と**抗利尿ホ**

ルモン（バゾプレシン）という2種類のホルモンを分泌します。この2種類のホルモンは、視床下部の前方にある視索上核と室旁核の神経細胞の中で合成され、下垂体後葉まで伸びる軸索の中を移動してきて下垂体後葉部に貯蔵され、必要に応じて分泌されます。

■ 表6-1　下垂体ホルモン

下垂体前葉ホルモン	成長ホルモン（GH）	生体のほとんどすべての細胞に働き、タンパク質の合成促進、グルコースの肝臓からの放出促進、骨や軟骨の形成を促進します。
	甲状腺刺激ホルモン（TSH）	甲状腺に作用し、甲状腺ホルモンの合成・分泌を促進します。血液中の甲状腺ホルモンが減少すると分泌が増加し、甲状腺ホルモンが増加すると分泌が抑制されます。
	副腎皮質刺激ホルモン（ACTH）	副腎皮質に作用し、副腎皮質ホルモン（とくに糖質コルチコイド）の合成・分泌を促進します。分泌量は、副腎皮質ホルモンの血中濃度によって増減されます。過剰に分泌されるとメラニン細胞を刺激し、皮膚の色素沈着を起こします。
	卵胞刺激ホルモン（FSH）	卵胞刺激ホルモンと黄体形成ホルモンの2種類を合わせて性腺刺激ホルモン（ゴナドトロピン）といいます。これらが精巣に働くと、精巣形成・精子形成の促進とアンドロゲンの合成・分泌を促進します。卵巣に働くと、卵胞の成熟、排卵、黄体形成の促進に働きます。さらに、卵胞ホルモンや黄体ホルモンの合成・分泌を促進します。
	黄体形成ホルモン（LH）	
	乳腺刺激ホルモン（プロラクチン）	乳汁の分泌を促したり、黄体からのプロゲステロン分泌を維持して妊娠中の排卵を抑制します。
下垂体後葉ホルモン	抗利尿ホルモン（ADH）	腎集合管での水の再吸収を促進するために働きます。バゾプレシンともいいます。
	オキシトシン（OXY）	子宮平滑筋に働いてこれを収縮させるため、分娩の進行にかかわります。また、乳腺に働いて射乳を促進します。射乳反射とは、授乳時に乳児が乳頭を吸うことでオキシトシンの分泌が増加し、乳汁が出る現象です。

下垂体中葉からはメラニン細胞刺激ホルモンが分泌されている。

ビールを飲むと分泌が抑制されるホルモン

下垂体後葉から分泌される抗利尿ホルモンは、腎臓の集合管に作用して水の再吸収を促進する働きがあります。血液の浸透圧が上昇すると、抗利尿ホルモン（ADH、バゾプレシン）の分泌が増加し、尿量を減少させて浸透圧を正常に近づけようとします。また、血圧が低下したときも抗利尿ホルモンの分泌が増加し、末梢血管を収縮させて血圧を上昇させるという調節を行っています。

この抗利尿ホルモンの分泌が抑制されると、どうなるのでしょう。抗利尿ホルモンが減少すると、腎臓での尿の再吸収が抑制されます。すると尿量が増加し、1日に5～10Lの尿が排泄されます。さらに、水を飲まなくても尿量が増え続け、体重減少や脱水症状を引き起こします。これを尿崩症といい、下垂体付近の腫瘍や外傷などが原因で起こります。

このように何らかの疾患が原因で尿量が増える以外にも、日常生活のなかで尿量が増える場合があります。それはビールなどのアルコール飲料を飲んだときです。アルコールには、抗利尿ホルモンの分泌を抑制する作用があるため、トイレに何度も通うことになるのです。

6 内分泌系

Q13 甲状腺から分泌されるのはどんなホルモン？

A 甲状腺は咽頭下部から気管上部を覆うように位置する蝶形の器官です（**図6-2**）。甲状腺から分泌されるホルモンには、すべての細胞で基礎代謝や、糖質、タンパク質、脂質代

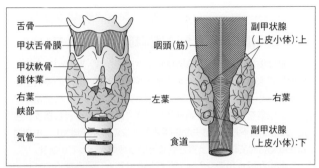

舌骨	咽頭(筋)	副甲状腺 (上皮小体):上
甲状舌骨膜		
甲状軟骨		
錐体葉		
右葉	左葉	右葉
峡部		
気管	食道	副甲状腺 (上皮小体):下

■ 図6-2　甲状腺

謝を亢進させる働きのあるサイロキシン（T_4）とトリヨードサイロニン（T_3）があります。また、血中カルシウム濃度を低下させるカルシトニンというホルモンも分泌されます。

　ヨウ素を４個もつ**サイロキシン**（T_4）と、ヨウ素を３個もつ**トリヨードサイロニン**（T_3）の２つを合わせて**甲状腺ホルモン**といいます。血液中にはサイロキシンの形で分泌されますが、組織ではヨウ素を１個分離し、トリヨードサイロニンの形で細胞に働きます。

Q14 甲状腺から出るホルモンが増減するとどうなるの？

A　甲状腺機能が亢進すると物質代謝や基礎代謝量が増大するため、心拍数の増加、体温の上昇、発汗の増加などがみられるようになります。この状態が**バセドウ病**（甲状腺機能亢進症）です。

　甲状腺機能が低下すると、熱の産生や基礎代謝が低下し、精神

的、肉体的活動が低下します。新生児期に甲状腺機能が低下すると、**クレチン病**になります。また甲状腺に慢性炎症が起きると、甲状腺の機能が低下し**甲状腺機能低下症**となります。橋本病（慢性甲状腺炎）はその1つです。

MEMO　バセドウ病（甲状腺機能亢進症）

自己免疫疾患の1つで、甲状腺刺激ホルモン受容体に対する抗体ができて、甲状腺が常に刺激された状態になるため、甲状腺ホルモンの分泌が亢進します。心悸亢進による心拍数の増加、甲状腺腫、眼球突出をメルセブルグの3主徴といいます。そのほかに、体温の上昇、発汗の増加、手の震え、体重減少などもみられます。

MEMO　橋本病（慢性甲状腺炎）

自己免疫疾患で、甲状腺細胞に対する抗体が認められる慢性甲状腺炎です。甲状腺機能ははじめのうち、① 正常のままの場合、② 一過性に亢進する場合、③ 低下する場合などさまざまに変化しますが、最終的には低下します。寒がり、皮膚乾燥、精神活動の低下などが認められ、さらに多くの場合に粘液水腫（圧迫してへこませてもすぐ元に戻るのが特徴の浮腫）がみられます。

Q15　副甲状腺は甲状腺と関連があるの？

A　副甲状腺（上皮小体）は、甲状腺の後側面に位置することからその名があるのですが、機能的には甲状腺とは無関係です。

副甲状腺から分泌されるホルモンは副甲状腺ホルモンです。副

甲状腺ホルモン（PTH）はパラソルモンともいい、血中や組織の
カルシウム濃度を調節します。

　副甲状腺ホルモンが分泌過剰になると、骨からカルシウムが溶
け出して骨折しやすくなります。また、血中のカルシウム濃度が
高くなり、尿へのカルシウムの排泄も多くなって**尿路結石**ができ
やすくなります。

　副甲状腺ホルモンが不足すると血中のカルシウム濃度が低下
し、筋に痙攣が生じます。これを**テタニー**といいます。

MEMO　　　　　　　**テタニー**

低カルシウム血症による症状の1つ。手足がこわばって痙攣し、
重症では痙攣症状が全身に及びます。甲状腺摘出手術で誤って上
皮小体が除去された結果、テタニーを起こすことがあります。

Q16　ランゲルハンス島というのはなぜ？

A　膵臓にある内分泌器官をランゲルハンス島（膵島）とい
います。消化液を分泌する外分泌器官のなかに、海にたく
さんの島が浮かんでいるように内分泌器官（ランゲルハンス島）
が散在しています。ランゲルハンスという名前は、この内分泌器
官を発見したドイツの病理学者のランゲルハンスに由来していま
す。ランゲルハンス島から分泌されるインスリンは、ラテン語で
島を意味するインスーラに、化学物質を表す接尾語inをつけたも
のです。

　ランゲルハンス島の1個の直径は約0.1mmで、全部で100万個

あります。ランゲルハンス島には、グルカゴンを分泌するα（A）細胞、インスリンを分泌するβ（B）細胞、ソマトスタチンを分泌するD細胞があり、β（B）細胞が75〜80％を占めます。インスリンとグルカゴンは互いに反対の作用をもち、**拮抗ホルモン**と呼ばれています。

Q17 拮抗ホルモンって何？

互いに反対の作用をもつホルモンを、拮抗ホルモンとよびます。インスリンとグルカゴンの関係は拮抗ホルモンで、作用が互いに拮抗することで、血糖値を一定の値に調節しています。

インスリンの働きは、血中のグルコースがエネルギー源として細胞に取り込まれるのを補助し、血糖値を下げることです。食物が吸収されて血糖値が上がると、インスリンの放出刺激になります。これに対して**グルカゴン**は、低血糖状態になると分泌され、肝臓に蓄えられたグリコーゲンをグルコースに分解して血糖値を上昇させます（→p164、Q16参照）。

Q18 副腎と腎臓は関連があるの？

副腎と腎臓は名前が似ていて場所も近くであるとはいえ、働きのうえでは関連がありませんし、副腎が腎臓の付

属器官であるわけでもありません。

　副腎があるのは腎臓の上部で、三角形をした器官が腎臓に乗っているような形態をしています（**図6-3**）。副腎は発生学的には、異なる2種類の組織からできています。

　外側を取り巻く皮質は**腺細胞**の集合体ですが、中央部の髄質は交感神経の**神経細胞**が軸索を失って分泌細胞（腺細胞）に変化したものです。皮質からは**副腎皮質ホルモン**が、髄質からは**副腎髄質ホルモン**が分泌されます。

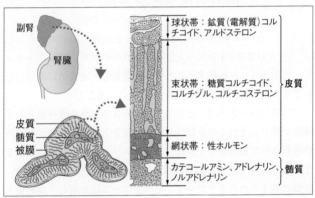

■ 図6-3　副腎と腎臓

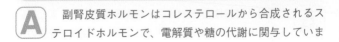

Q19　副腎皮質ホルモンはどんなもの？

A　副腎皮質ホルモンはコレステロールから合成されるステロイドホルモンで、電解質や糖の代謝に関与していま

す。副腎皮質ホルモンには電解質コルチコイド、糖質コルチコイド、アンドロゲン、エストロゲンがあります。

　電解質の代謝を行っているホルモンの総称が、**電解質コルチコイド（ミネラルコルチコイド）**です。主として働くのは**アルドステロン**というホルモンです。アルドステロンは腎臓に作用し、尿細管からのナトリウムの再吸収とカリウムの分泌（排泄）を促して体液のバランスをとっています。また、ナトリウムとともに水が移動することになるので、体血液循環量の減少が予防されます。

　糖質コルチコイド（グルココルチコイド）は糖質代謝を調節するホルモンです。主として働くのは**コルチゾール**というホルモンで、グリコーゲンの生成と貯蔵を促進します。食事から摂取する糖質が不足した場合、タンパク質を使って糖新生を行い、血糖値を上昇させて一定に保ちます（→p.160、Q14参照）。また、コルチゾールには抗炎症作用、利尿作用などもあります。

　これらの副腎皮質ホルモンの分泌が亢進すると、**クッシング症候群**や**アルドステロン症**が生じ、分泌が低下すると**アジソン病**を発症します。

6 内分泌系

MEMO　　**クッシング症候群**

副腎皮質ホルモンのコルチゾールの分泌過剰による症候群。高血圧、肥満、ムーンフェイス（満月様）顔貌、多毛などが主な症状です。

MEMO　　**アルドステロン症**

副腎皮質ホルモンであるアルドステロンの分泌過剰によって発症し、高血圧、低カリウム血症による筋力減退、多飲、多尿などが生じます。

| MEMO | アジソン病 |

副腎皮質が結核などによって障害されることにより、多くの副腎皮質ホルモンが欠如した状態。食欲不振、悪心、嘔吐、皮膚や粘膜の乾燥、皮膚の色素沈着のほか、無気力、精力減退、全身衰弱、低血圧など多様な症状が現れます。

Step up COLUMN

副腎皮質ホルモンと血圧の関係

副腎皮質ホルモンの電解質コルチコイド（アルドステロン）による血圧調節は、レニン・アンジオテンシン・アルドステロン系で行われます。

血圧低下の原因として血流量の低下があります。血流量の減少を検出するのは、血液の濾過を行っている腎臓です。

腎臓で血流量が減っていることがわかると、傍糸球体細胞からレニンというホルモンが分泌されます。レニンが血液中のアンジオテンシノゲンに作用し、アンジオテンシンⅠに変換されます。アンジオテンシンⅠは、血管内皮細胞膜にあるアンジオテンシン変換酵素（ACE）の働きにより、アンジオテンシンⅡに変換されます。アンジオテンシンⅡには強力な血管収縮作用があり、これによって血圧は上昇します。

さらに、アンジオテンシンⅡは副腎に作用し、副腎皮質からの電解質コルチコイド（アルドステロン）の分泌を促進させます。アルドステロンには尿細管からのナトリウムの再吸収を促す作用がありますので、腎臓の尿細管ではナトリウムが次々に再吸収されていきます。すると、ナトリウムと一緒に水も再吸収されるため細胞外液が増加し、循環血液量が増加して血圧も上昇します。アンジオテンシンⅡによる血管収縮と、アルドステロンの作用による血液量の増加のため、血圧は上昇するのです。

MEMO レニン

腎臓から分泌されるホルモンでレニン・アンジオテンシン・アルデステロン系を介して血圧を上昇させます。

Q20 副腎髄質から分泌されるホルモンは何？

A 　副腎髄質は副腎の内側にあり、交感神経の支配を受けています。したがって、交感神経が優位になると、アドレナリン（エピネフリン）とノルアドレナリン（ノルエピネフリン）というホルモンを分泌します。アドレナリンとノルアドレナリン（ノルエピネフリン）は、ともに化学式にカテコール核とアミノ基をもっているため、**カテコールアミン**といいます。

　アドレナリンとノルアドレナリンは、ほかのホルモンと異なる特徴をもっています（**図6-4**）。それは、外部環境の急激な変化や生命を脅かすようなストレスを感じると、交感神経が活発になり、その刺激を受けるとすぐにホルモンが分泌されるという点です。これによって臓器の運動を調節します。すなわち、心拍出量や血圧を上昇させる、消化器系の運動を抑制する、四肢の震えを起こすなど、生体を興奮状態にします。

　アドレナリンとノルアドレナリンにはどんな違いがあるのでしょう。ともに生体を興奮状態にするという作用は類似していますが、働きの異なる点があります。

　アドレナリンは心臓の収縮力を強めて心拍数を上げ、血糖値を上げるなど、代謝を亢進させる方向に働きます。**ノルアドレナリン**は、末梢血管を収縮させて血圧を上昇させるように働きます（**図6-4**）。

6

内分泌系

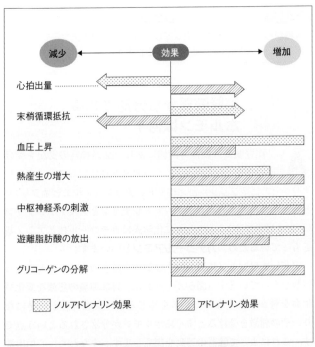

■ 図6-4　アドレナリンとノルアドレナリンの作用

減少　←　効果　→　増加

心拍出量

末梢循環抵抗

血圧上昇

熱産生の増大

中枢神経系の刺激

遊離脂肪酸の放出

グリコーゲンの分解

ノルアドレナリン効果　　　アドレナリン効果

Q21　胃腸管（消化管）ホルモンと消化酵素はどう違うの？

A　胃腸管（消化管）からは食物を消化するための酵素が分泌されていますが、同時に胃腸管（消化管）ホルモンも分泌されています。この両者の関係をみると、消化酵素の分泌を調

節し、さらに胃腸管（消化管）の運動をも制御しているのが胃腸管（消化管）ホルモンになります。胃腸管（消化管）ホルモンのおかげで、消化酵素は食物通過に合わせて適切な時期に、さらに過不足なく分泌されるのです。

　胃腸管（消化管）ホルモンの分泌の経過を、食物の流れに沿ってみてみましょう。食物が胃に入って消化が始まると、アミノ酸や酢酸などの刺激で**ガストリン**というホルモンが分泌されます。ガストリンは胃酸やペプシノゲンの分泌を促し、胃の運動を促進させる作用があります。

　食物は次に十二指腸に送られます。胃で強い酸性（pH 3 以下）になった粥状の食物が刺激となり、十二指腸からは**セクレチン**というホルモンが分泌されます。セクレチンには、膵液を大量に分泌させるだけでなく、胃酸の分泌を抑制する作用があります。同じく十二指腸から分泌される胃腸管（消化管）ホルモンの**胃抑制ペプチド**も、胃酸の分泌を抑制します。これによって胃での消化は中止されます。

　食物が十二指腸に入ってくると、その中のアミノ酸やペプトンが刺激になって**コレシストキニン**というホルモンが分泌されます。このホルモンは、多量の消化酵素を含む膵液を分泌させ、胆汁の分泌を促します。

　このように、胃腸管（消化管）ホルモンは次々と連動しながら消化を助けます。

Q22 男性ホルモンと女性ホルモンはどう違うの？

A 　男性ホルモンと女性ホルモンを合わせて**性ホルモン**といいます。どちらも性差を生みますが、男性にも女性ホルモンが少量分泌され、女性にも男性ホルモンが少量分泌されています（分泌量は性別によって異なります）。ここでは、代表的な性ホルモンの特徴を記しておきます。

　女性ホルモンにはエストロゲン（卵胞ホルモン）とプロゲステロン（黄体ホルモン）があり、どちらも卵巣から分泌されます。**エストロゲン**は、乳腺の発達や皮下脂肪の沈着など、女性の第二次性徴を促すホルモンです。**プロゲステロン**は、受精卵の着床や妊娠の維持に関与するホルモンです。女性ホルモンが男性ホルモンと大きく異なるのは、分泌量が周期的に変化することです。

　男性ホルモンは、精巣から分泌されるテストステロンがあります。ひげや変声など男性の第二次性徴を促し、精子の形成に関与します。

MEMO 　　　　　　　　第二次性徴

第二次性徴は下垂体前葉から産生される卵胞刺激ホルモンFSHと黄体形成ホルモンLHの2種類の性腺刺激ホルモン（ゴナドトロピン）が卵巣や精巣に作用し、性ホルモンが産生されることで始まります。男児では11歳ごろに精巣が大きくなって陰茎の増大など生殖器が成熟し、ひげや陰毛の発生、声変わりと進みます。女児は10歳ごろに乳房が発育し始め、陰毛の発生、初潮と経過します。男女とも急激に身長が伸びます。

Chapter 7

神経システム（系）

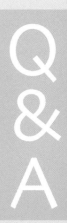

脳の構造

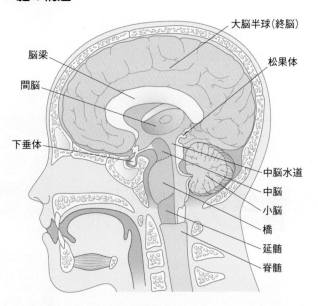

大脳半球（終脳）

脳梁

間脳

下垂体

松果体

中脳水道

中脳

小脳

橋

延髄

脊髄

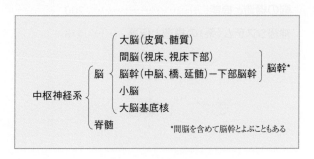

中枢神経系 { 脳 { 大脳（皮質、髄質）
間脳（視床、視床下部）
脳幹（中脳、橋、延髄）－下部脳幹 } 脳幹*
小脳
大脳基底核
脊髄

*間脳を含めて脳幹とよぶこともある

脳の内部構造

a. 大脳の前頭断

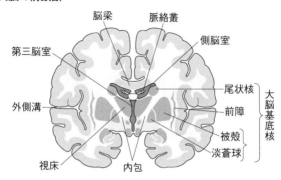

脳梁　脈絡叢

側脳室

第三脳室

尾状核 ┐
　　　　│ 大
前障 　 │ 脳
　　　　│ 基
被殻 　 │ 底
　　　　│ 核
淡蒼球 ┘

外側溝

視床　　内包

b. 大脳の水平断

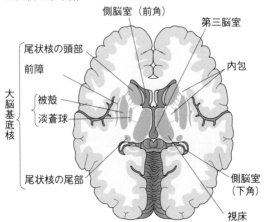

側脳室（前角）

第三脳室

尾状核の頭部
前障

大
脳
基
底
核 ┤ 被殻
　　淡蒼球

内包

尾状核の尾部

側脳室
（下角）

視床

脳の構造と機能

Q1　脳とはどこを指すの？

A　脳といっても、どこまでが脳に含まれるのでしょうか。
　脳は1,300〜1,400gの重量で、大変複雑な機能をもつ臓器です。脳と脊髄を中枢神経といいます。さらに脳は、**大脳**（左右の大脳半球）、**間脳、中脳、橋、小脳、延髄**に分けられます（間脳、中脳、橋、延髄を脳幹といいます）。

　脳はちょうどマッシュルームのような形をしており、大脳半球が傘に、脳幹が軸に相当します。小脳は、巨大なマッシュルームの傘の下にくっついている小さなカリフラワーといったところです。

　大脳には運動や感覚をつかさどる中枢があり、**小脳**には運動をつかさどる神経があります。また、**脳幹**には生命維持をつかさどる中枢があるというように、それぞれに重要な役割を担っています。一般に、脳というときは、大脳、小脳、脳幹を合わせた臓器を指します。

Q2　大脳半球って何？

A　脳のなかで最も大きな空間を占めるのが大脳半球です。
　大脳半球は、脳をおおっている頭蓋骨のそれぞれの名前をとり、**前頭葉、頭頂葉、側頭葉、後頭葉**の4つに区分されます。

また、辺縁葉、島葉という２つの領域も大脳に含まれますが、内側に隠れているため外からは見えません。

　大脳半球の断面を見たとき、表層の淡い灰褐色をしている部分を**大脳皮質（灰白質）**といい、神経細胞が集まっています。その下層の白い部分が**髄質（白質）**で、神経線維が集まっています。

　この脳は、全体として活動しているわけではなく、葉ごとに担当する機能が決まっています。

　前頭葉では運動や言語、精神機能、感情などを、**頭頂葉**では痛覚や温覚などの感覚や情報の分析を、**側頭葉**では記憶や嗅覚、味覚などを、**後頭葉**では視覚をつかさどっています（**図7-1**）。

　文字を読む機能、手足を動かす機能、見る機能、聴く機能など、それぞれ担当する機能ごとの領域を**野**といいます。**運動野**、**視覚野**、**聴覚野**などです。そして、これらの一次運動野、一次感覚野の周辺には、各領域の情報の理解や意味付けに必要な部分が広がっています。この部分を**連合野**といいます。

　連合野は皮質のほかの広い部分にも存在し、受け取った各種情報を取捨選択し、整理統合し、思考推理を行い、高度な判断を下し、精神作用を発現するなど、高度な精神活動を行っています。このような部分をとくに**高次連合野**といいます。

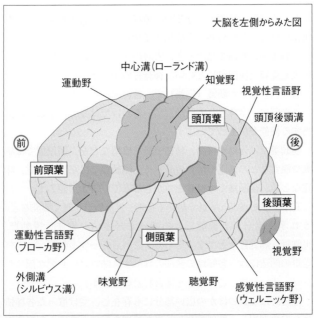

大脳を左側からみた図

中心溝（ローランド溝）
運動野
知覚野
視覚性言語野
頭頂葉
頭頂後頭溝
（前）
前頭葉
（後）
後頭葉
運動性言語野
（ブローカ野）
側頭葉
視覚野
外側溝
（シルビウス溝）
味覚野
聴覚野
感覚性言語野
（ウェルニッケ野）

■ 図7-1　大脳の区分と大脳皮質の機能局在

Q3 聴いたり話したりするとき、脳のなかでは何が起きている？

A　大脳皮質には聴いて、見て、嗅いで、話して、感じて、動かしてと、生きていくために必要な中枢が点在していますが、これらの中枢は、それぞれ独立しながらも密接に連携し合って活動しています。例として、こんにちはと声をかけられてから、挨拶を返すまでの過程をみてみましょう。

街中でこんにちはと声をかけられると、まず聴覚器（耳）から内耳神経（第8脳神経）を介して側頭葉にある聴覚野に伝わります。しかし、この段階で音は電気的な信号にすぎず、意味のある音として認識することはできません。

　この雑音のような音が、次に神経線維によって伝わる部分が、頭頂葉にある**感覚性言語野（ウェルニッケ野）**です。感覚性言語中枢には複雑で高度な神経回路網があり、単なる雑音にすぎなかった音をそれまでの記憶と照らし合わせ、言葉や文章として意味づけします。ここで、やっとこんにちはという音が意味のある言葉として理解できるのです。

　では、次にこんにちはと挨拶を返す過程をみてみましょう。返事をしようという意思は、神経回路網を通じて前頭葉にある運動性言語野（ブローカ野）に伝わります。この神経伝達によって言語運動が生じ、声を出すために必要な口や舌、喉などを動かす神経細胞から順次指令が出ていきます。すると、こんにちはという発声がなされるのです。

Q4　脳の中枢が傷つくとどうなるの？

A　出血や梗塞、外傷などによって中枢の一部が機能を果たせなくなると、損傷された部分によって言葉が理解できない、言葉が話せない、記憶できない、手足を動かせない、判断することができないといったさまざまな症状が現れてきます。

　たとえば、耳から入ってくる音を受け止める聴覚野が損傷を受けると、音がするという情報は入ってくるものの、そこから先へ

は情報が伝わらないため、音を聞き取ることができなくなります。聴覚野が正常で、その先の**感覚性言語野（ウェルニッケ野）**が損傷されると、音がしていると感じるものの、音楽なのか言葉なのか雑音なのか、区別できません。

では、聴覚野や知覚性言語中枢が正常でも、**運動性言語野（ブローカ野）**が損傷されるとどうでしょう。言葉や音楽を聴き取ることができ、言葉の意味することがわかり、それに対する返事も用意できているのに、実際に舌や筋を動かすための指令を送ることができなくなります。そのため、明確に発音できず、あ〜、う〜といった不明瞭な音になります。このように、中枢の一部が損傷されると、その中枢の受け持っていた機能が損傷されるだけでなく、連動して働いている機能にまで影響が及びます。

ウェルニッケ失語とブローカ失語

　失語症とは、大脳半球の言語野とその周辺の病変によって起きる症状で、その90％以上は脳出血や脳梗塞などの脳血管障害によって生じます。失語症になると、読む、書く、話す、聞いて理解する、読んで理解する―など、言葉を通じたコミュニケーションに障害が現れます。

　失語症を大別すると、ウェルニッケ失語とブローカ失語があります。感覚性言語野（言葉を聴いて理解する機能をもつ）が侵されると、話す言葉数が多く、また流暢に話すのですが、意味のある言葉が少なくなります（そのため、何を言っているのか分からなくなります）。これをウェルニッケ失語といいます。

　一方、運動性言語野（話すことに対して命令を出す）が侵されると、自分の考えを言葉や文字にすることが非常に難しくなります。これは、外国人の話している内容が何となくわかるが、何か言おうとしても言葉が出てこないという状態と似ています。これをブローカ失語といいます。

Q5 左脳と右脳はどう違うの？

A 脳は左右対称の臓器ですが、機能的には左右でかなり異なります。左脳は、言語、計算、理論など論理的、概念的な思考を行い、右脳は音楽、幾何学、発想など芸術的な分野に関連しています（図7-2）。言語中枢があるほうの脳を優位半球といいます。

運動機能の中枢は左脳にも右脳にもあります。左脳は右半身の運動機能を、右脳は左半身の運動機能をつかさどっています。このような左右の交叉は、視覚、触覚、痛覚でも同様にあります。理由は、これらの神経が延髄で反対側に交叉しているためで、これを錐体交叉といいます。脳出血や脳梗塞などの脳血管障害では、出血や梗塞によって損傷された脳と反対側に、麻痺やしびれなどが現れますが、それは錐体交叉があるためです。

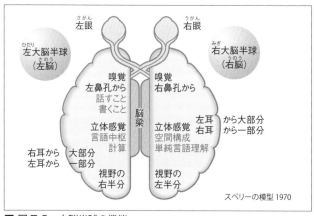

■ 図7-2　大脳半球の機能

MEMO

脳血管障害（Stroke）

脳の循環系が障害されることにより、意識障害と精神系脱落症状が起きることです。脳卒中ともいいます。脳梗塞、脳出血、くも膜下出血などがあります。

MEMO

くも膜下出血（SAH）

軟膜とくも膜との間にあるくも膜下腔には、脳に酸素と栄養を送る太い動脈が張り巡らされています（→ p.211、図7-3参照）。この動脈にできた動脈瘤が破裂することで出血した状態をくも膜下出血といいます。

Q6 脳波って何？

A 大脳皮質からは常に微弱な電気信号が出されており、大脳の働きや精神状態によってその周波数が微妙に変化しています。この電気信号を脳波といい、脳波は脳波計によって100万倍に増幅されて記録されます。脳波は周波数によって4つに分けられ、周波数の大きい順にβ波（14〜25Hz）、α波（8〜13Hz）、θ波（4〜7Hz）、δ波（1〜3Hz）とよばれます。

β波は覚醒時（目覚めているとき）に通常出ている脳波で、緊張や心配事がある場合にも現れます。α波は覚醒時でリラックスしていたり、集中している状態のときに後頭部に現れます。θ波はまどろみのときに、δ波は熟睡中や無意識のときに現れます。脳波も、心電図や筋電図などと同じように疾患特有の波形を示します。とくに、熱性痙攣とてんかんの区別は、脳波などによって診断します。また、脳死判定にも必要です。

Q7 間脳はどんな役割を果たしているの？

A 　大脳の深部に位置しているのが**間脳**です。間脳は、視床と視床下部から構成されています。左右の視床に挟まれて松果体があり、視床下部からは下垂体が延びています。

　視床は感覚系の神経を中継するところです。嗅覚以外の神経線維はすべて視床を通って大脳皮質の各中枢に向かっています。視床は感覚情報の中継所ですので、快・不快程度であれば認識できますが、もっと細かな判断は**大脳皮質の感覚野**で行われます。

　視床下部は、自律神経や内分泌の中枢として機能しています。全身からの感覚情報、自律神経の情報、ホメオスタシス（恒常性）の情報などが集中し、生体のすべての細胞が最適な環境に置かれるように、自律神経やホルモンを介して制御しています。また、視床下部には食欲、性欲、疼痛、口渇などの中枢もあります。

MEMO　　　　　　　　　　**松果体**

内分泌器官の１つで、視覚刺激によって体内時計の役割を果たしています。サーカディアンリズム（概日リズム）を調節するメラトニンという睡眠ホルモンを分泌しています。

Q8 脳幹はどんな働きをしているの？

A 大脳を支える幹のような形をした部分が脳幹です。成人の脳幹は長さ約7.5cm、太さは親指程度と小さな部分ですが、生命維持に関与する意識・呼吸・循環を調節するなど、脳幹の果たす役割はきわめて重要です。脳死とは脳幹に回復不可能な障害が生じています。

脳幹は、上から間脳、中脳、橋、延髄の部分から構成されています。**中脳**には、視覚や聴覚、眼球運動などの中枢があり、音の刺激で眼球を動かしたり身体を動かす反応を担当しています。中脳に含まれる黒質という部分が変性した状態が**パーキンソン病**です。

橋は、上部の中脳や大脳と下部の延髄以下の部分の連絡路で、三叉神経、顔面神経核、蝸牛神経核などがここを通っています。また、呼吸調節にも関係しています。

いちばん下にある**延髄**には多数の神経核があり、また脊髄につながる神経線維の束もあります。ここには生命維持に必要な呼吸中枢、心臓中枢があります。また、咳、くしゃみ、発声、吸綴（吸引）反射、嚥下、唾液分泌、涙液分泌、発汗などの中枢の神経核もここにあります。

MEMO 　　　　脳死と植物状態

大脳、小脳、脳幹の脳全体が死滅した状態（全脳死）が脳死です。大脳の機能が失われて小脳、脳幹だけが生きている状態は植物状態です。脳死はヒトの死です。

208

MEMO   パーキンソン病

神経間の情報伝達物質であるドパミンを作る黒質が変性する疾
患。運動の調節ができなくなり、ふるえ（振戦）や運動時の筋の
抵抗（筋の固縮）、小刻み歩行などの症状が現れます。

MEMO   吸綴反射

生後 4 か月ごろまでの乳児の口唇、口腔粘膜に触れると、乳児は
反射的に吸引運動を行います。これを吸啜反射（吸引反射）とい
います。口腔に指を挿入するとか、舌に触わると最も強く現れま
す。

Q9　小脳はどんな働きをしているの？

A　小脳は運動の調節や熟練に関与する部分です。

　　たとえば、前に歩いていこうという大脳の指示がなさ
れたとします。すると、目的の姿勢や動作がとられているか（まっ
すぐに立っているか、足の運びのバランスが取れているかなど）、
体の各部の筋の緊張を調節します。同時に、手の振り方を指示す
るなど、連動して目的の運動を行えるように指示するのが小脳で
す。

　出血や梗塞、腫瘍などで小脳が機能しなくなると、運動調節の
指示を出せなくなり、ふらついたり（歩行障害）、動作がぎこちな
くなったりします。

> **MEMO** **脳腫瘍**
>
> 頭蓋内で、グリア細胞などが異常増殖する疾患。進行すると脳を
> 圧迫して障害を起こしますので、良性・悪性にかかわらず治療が
> 必要です。小脳にできる髄芽腫は、悪性度の高い腫瘍です。

Q10 脳はどうやって守られているの？

A 脳の実質は柔らかい組織です。脳には重要な神経が詰
まっていますが、破壊されると再生しませんので、頭蓋骨
や髄膜により保護されています。

最も外側にあるのが頭蓋骨です。その下に脳・脊髄を包み込む
3層の髄膜（硬膜、くも膜、軟膜）があります（図7-3）。頭蓋骨
は出生時に産道を通過する必要があるため、生後1年ほどは不完
全な骨の結合をしています。成長とともに骨の結合は完成し、外
力から脳実質を守ります。

髄膜のうちくも膜と軟膜の間（**くも膜下腔**）は、**脳脊髄液**（髄
液）で満たされており、大脳はこの中に浮かんでいます。脳脊髄
液がクッションの役割を果たしており、外部から衝撃を受けても
ショックが吸収され、脳が守られるシステムがつくられているの
です。脳脊髄液は脳室の毛細血管網である**脈絡叢**から浸出し、く
も膜絨毛を通って硬膜静脈洞に浸入し、血液に戻されます。脳脊
髄液にはグルコース、タンパク質、ナトリウム、クロールなどの
成分が含まれ、脳と脊髄に栄養を供給し、二酸化炭素や乳酸など
の代謝産物を運搬する役割があります。

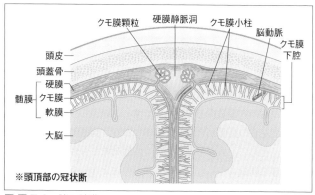

クモ膜顆粒　硬膜静脈洞　クモ膜小柱

頭皮
頭蓋骨
髄膜 硬膜
クモ膜
軟膜
大脳

脳動脈
クモ膜
下腔

クモ膜下腔

※頭頂部の冠状断

■ 図7-3　脳の髄膜

 脳にはどれくらいの量の血液が送られているの？

A　脳は覚醒時でも睡眠時でも、常に一定の代謝活動を行っているので、血液を大量に必要とする臓器です。

　脳が必要とする血液量は、脳組織100gに対して1分当たり50〜60mL、脳全体では1分当たり約800mLです。1分当たりの心拍出量が約4.5Lですから、脳に流れ込んでいる血液量は心拍出量の1/5〜1/6にも達します。脳の重さは体重のわずか約2％ですから、大変な大食いということになります。

　脳に流れ込んだ血液の分布を見てみると、大脳髄質よりも**大脳皮質**のほうが3〜4倍も血液を必要としており、大脳皮質のなかでは**前頭葉**が最も血液を消費しています。

Q12 脳血管にいざというときの バックアップ機構はあるの？

A 脳は生命の維持や、感覚や運動などのあらゆる生命活動をつかさどっています。その脳に血液を送り込んでいるのは、左右の内頸動脈と椎骨動脈です。このうち、椎骨動脈は脳幹の前で左右の動脈が合流して1本になり、脳底動脈と名前を変えます。そして、大脳の底の部分で内頸動脈とも合流し、視床下部の底部を囲むようにしてほぼ六角形の輪を作ります。これをウイリス動脈輪といいます（図7-4）。

ウイリス動脈輪の役目は、別々の動脈系である内頸動脈と椎骨動脈を連絡することにより、どちらかの動脈に血栓が詰まって血液が流れなくなっても、もう1本の動脈によって最低限の血液を確保することです。ウイリス動脈輪は、たとえば高速道路の環状線です。環状線には、四方八方から複数の高速道路が入り込み、線沿いには市場や工場など、生活を維持する大事な機能があります。もし、環状線内のどこかの道路（左後大脳動脈→左後交通動脈→左前大脳動脈→前交通動脈→右前大脳動脈→右後交通動脈→右後大脳動脈のどれか）が事故で閉鎖されたら、生活はどうなるでしょう。何本かあるほかの道路を通り、環状線沿いの工場（脳実質）に物資を届ければいいのです。多少の時間がかかっても、物資は確実に運ばれます。

道が1本しかないと、その道路が閉鎖されてしまったら物資は流通しなくなります。脳でこのようなことが起きれば、脳の神経細胞が壊死し、生命の危機が生じます。

脳の動脈の大半は、毛細血管のように互いが網の目で連絡（吻合）されているわけではなく、吻合をもたない終動脈です

（→p.73、Q18参照）。ウイリス動脈輪は、こうした脳動脈の弱点を補うためのバックアップ機能（代替装置）ということができます。

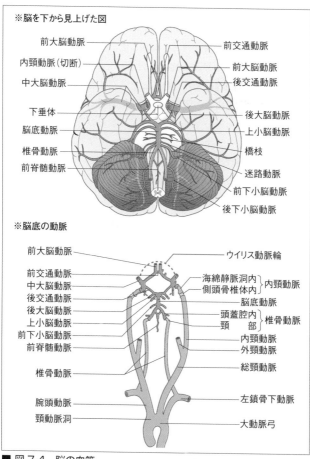

※脳を下から見上げた図

前大脳動脈
内頸動脈（切断）
中大脳動脈
下垂体
脳底動脈
椎骨動脈
前脊髄動脈

前交通動脈
前大脳動脈
後交通動脈
後大脳動脈
上小脳動脈
橋枝
迷路動脈
前下小脳動脈
後下小脳動脈

※脳底の動脈

前大脳動脈
前交通動脈
中大脳動脈
後交通動脈
後大脳動脈
上小脳動脈
前下小脳動脈
前脊髄動脈
椎骨動脈
腕頭動脈
頸動脈洞

ウイリス動脈輪
海綿静脈洞内　内頸動脈
側頭骨椎体内
脳底動脈
頭蓋腔内　椎骨動脈
頸部
内頸動脈
外頸動脈
総頸動脈
左鎖骨下動脈
大動脈弓

■ 図 7-4　脳の血管

Q13 脳に有害な物は入り込まないの？

A 血液は、酸素やグルコースなどの栄養素を細胞に供給する大事な経路ですが、細菌、化学物質、抗原、抗体など、身体に有害な影響を与える物質が含まれていることがあります。こうした物質が脳内に入り込むことを防ぐ装置があります。それが神経細胞と毛細血管の間にある**血液脳関門**です。

血液脳関門は一種のフィルターのようなもので、ここで有害物や不要物が厳重にチェックされ、グルコースなどの選別された物質だけが脳の神経細胞に送られるようになっています。

脳以外の臓器の細胞では、毛細血管からしみ出た組織液と細胞の間で、直接、物質のやり取りが行われています。しかし、脳の場合は直接のやり取りができないように、中間に**アストロサイト（星状膠細胞）**という細胞が介在します。アストロサイトは検疫所のような役割を果たし、紛れ込んだ粗悪品や有害物を厳重にチェックするシステムがつくられているのです。

アストロサイトは、毛細血管の周囲にヒトデのように腕を伸ばして取り付き、不要物と必要物を選別してから、神経細胞に酸素と栄養分を送り込んでいます。その結果、脳内には、この商品は折り紙つきですと認められた物質しか流通しないことになります。

血液脳関門は、毛細血管の内皮細胞の間隔が極めて狭いですが、アルコール、カフェイン、ニコチン、抗うつ薬などは通過します。また、脳炎や髄膜炎のときは血液脳関門の働きが低下します。

Q14 脳の神経細胞は減っても大丈夫？

A ヒトの脳には大脳に数百億個、小脳で千億個、脳全体では千数百億個の神経細胞があり、ヒトの成熟後には1日に10万から20万個の神経細胞が死滅しています。神経細胞はほかの組織の細胞と違い、分裂して増えることはありません。しかしこれでは、いずれ神経細胞の大半が脱落消失するのではと心配になりますね。

しかし、その程度の減り方であれば問題はありません。今、もし1日20万個の神経細胞が死滅していくとすると、90歳までに死滅する神経細胞の数は、次のような計算が成り立ちます。

$$20万 \times 365 \times 90 = 6.57 \times 10^9$$

一方、脳内の神経細胞を千億（10^{11}）個とすると、90歳までに死滅する神経細胞は、全体の6.57％となります。脳にある千億個の神経細胞のうち、実際に使っているのは数パーセントに過ぎないです。脳の神経細胞は多少減少しても生命活動に影響が出ることはありませんし、むしろ、無駄なエネルギーを使わないようにするために、不必要な神経細胞が消失していきます。

しかし、このような自然な減り方ではなく病的な減り方をすると、生命活動に大きな影響が出てきます。

アルツハイマー型認知症は神経細胞が次々に脱落していく病気ですし、脳血管障害による**認知症**は出血や梗塞によって神経細胞が部分的に死滅することで生じます。死滅した神経細胞が多ければ多いほど、あるいは重要な部位の神経細胞が死滅すればするほど、多くの障害が現れてきます。

MEMO アルツハイマー型認知症

脳表面に現れる老人斑（アミロイドβタンパク質）、神経原線維変化、神経細胞の脱落を特徴とする疾患。海馬が障害され記憶障害、認知障害などが出現し、さらに多彩な周辺症状（幻覚、妄想、徘徊、抑うつ、異食、暴力行為など）も現れます。

MEMO 認知症

アルツハイマー型認知症や脳血管障害により、認知機能が障害された状態を認知症といいます。

Q15 脊髄と脊椎はどう違うの？

A 脊髄は脳とともに中枢神経系を形成する器官です（図7-5）。太さ約1.0cm、長さ約40cmで円柱状をしている神経の束です。脊髄には、脳から送られる指令を伝える経路（下行性伝導路）と、身体の各部から脳に送る情報を伝える経路（上行性伝導路）があります。

脊髄を守るようなかたちで取り囲んでいるのが脊椎です。脊椎は、一般には背骨といわれています。脊髄を保護するとともに、姿勢を保持する役目も果たしています。

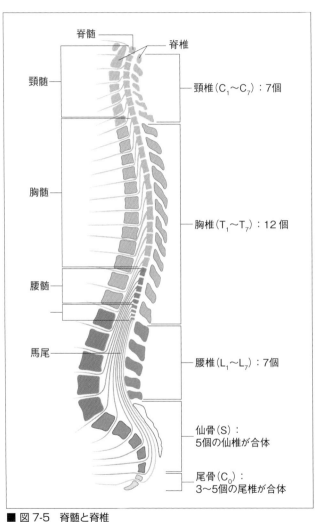

■ 図 7-5　脊髄と脊椎

脊髄

脊椎

頸髄

頸椎（C_1〜C_7）：7個

胸髄

胸椎（T_1〜T_7）：12個

腰髄

馬尾

腰椎（L_1〜L_7）：7個

仙骨（S）：
5個の仙椎が合体

尾骨（C_0）：
3〜5個の尾椎が合体

神経システム（系）の構造と伝達

Q16 神経システム（系）はどんな構成になっている？

A 神経システムは記憶機能を保有しており、解剖学的には中枢神経系から構成されています（図7-6）。

中枢神経系は脳と脊髄から構成されており、受け取った情報を統合して処理・判断し、適切な指令を出すのが役割です。たとえば、気温が上がって暑いという情報を脳が受け取ると、脳は汗を出しなさいという指令を身体の各部（効果器）に伝えます。その結果、筋肉、皮膚、感覚器などが指令に反応し、汗をかいて身体を冷やすように働きます。この時、**中枢神経系**からの指令を仲介する役割を担っているのが**末梢神経系**です。

末梢神経系は運動や感覚に関与する体性神経系（感覚神経、運動神経）と、臓器の運動や機能に関与する自律神経系（交感神経、副交感神経）に分けられます。脳に出入りする神経（脳神経）と脊髄に出入りする神経（脊髄神経）はともに末梢神経です。

信号を伝える方向によって末梢神経を分けると、求心性神経、遠心性神経に分類されます。全身からの感覚情報を中枢に伝える神経が**求心性神経**（感覚神経）、中枢からの指令を効果器に伝える神経が**遠心性神経**（運動神経）です。

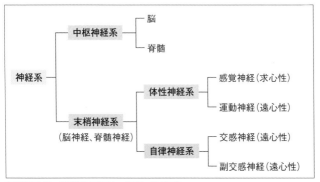

■ 図7-6　神経システム（系）の構成

MEMO　　　　　受容器と効果器

刺激を受ける部分が受容器、その受容器から情報を受けて働くの
が効果器で、シナプスにより情報が伝達されます。体性神経の受
容器は皮膚、骨格筋、特殊感覚器などのシナプスで、効果器は骨
格筋などです。一方、自律神経の受容器は内臓平滑筋などのシナ
プスで、効果器は内臓筋、腺、血管の平滑筋などです。

Q17　脳神経と脊髄神経はどう違うの？

A　末梢神経のうち、脳に出入りする神経を脳神経、脊髄に
出入りする神経を脊髄神経といいます。この2つの神経系
には、役割分担があります。

　脳神経は全部で左右12対あり、性質から3つのグループに分け
られます。第1のグループは3大感覚器を支配する嗅神経、視神
経、内耳神経、第2のグループは眼球や舌の運動を支配する動眼

神経、滑車神経、外転神経、舌下神経、第3のグループはエラが進化してできた器官を支配する三叉神経、顔面神経、舌咽神経、迷走神経、副神経です。迷走神経だけは内臓にまで支配領域が広がっていますが、ほかの11対の脳神経は、ほとんど頭部や顔面、頸部に支配領域が限定されています。

これに対して脊髄神経は、左右31対あります。頸神経8対、胸神経12対、腰神経5対、仙骨神経5対、尾骨神経1対という構成です。それぞれの神経が支配する領域は決まっており、皮膚では帯状に分布します。これを皮膚分節(デルマトーム)といいます(図7-7)。

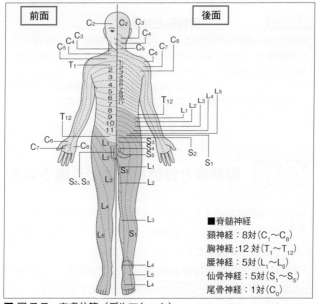

■脊髄神経
頸神経：8対(C_1〜C_8)
胸神経：12対(T_1〜T_{12})
腰神経：5対(L_1〜L_5)
仙骨神経：5対(S_1〜S_5)
尾骨神経：1対(C_0)

■ 図7-7　皮膚分節(デルマトーム)

Q18 神経はどのように結びついているの？

A 　神経細胞（ニューロン）は、多数の枝（樹状突起）を伸ばした格好をしています。神経細胞は身体の決まった場所を走行しています。神経細胞は細胞体と細胞体から伸びた**樹状突起（神経線維）**で構成されています。樹状突起のうち１本だけは長く延びており、これを**軸索**といいます。

　１個の神経細胞と、もう１個別の神経細胞とは、この軸索が接合することで、情報の伝達をします。この接合部位を**シナプス**といいます。また、この軸索は最終的には**感覚受容器**につながったり、**神経終板**を形成して効果器につながっています。神経細胞の形態的特性からもわかるように、神経線維は身体のあらゆるところに張り巡らされています。

Q19 神経はどのように情報を伝えるの？

A 　外界からの情報や刺激、外界へ働きかけるための中枢からの指令など、すべての情報は電気信号になって神経線維（軸索）を伝導します。

　今、ある感覚器が外界から情報（刺激）を受け取ったとします。するとその刺激は**軸索**に電位の変化をもたらします。すなわち、静止状態（刺激のない状態）では神経線維のなかは**マイナス（静止電位）**になっていますが、刺激が加えられると軸索の膜の透過性が変化し、軸索の周囲のNa^+が内部に流入し、その部分だけプ

ラスになってしまいます（活動電位が生じた）といいます。この
プラスの電位が神経線維のなかを高速で中枢に向かって伝導しま
す。

　伝達の途中で**シナプス**に行き着くと、その線維の終端から相手
の線維の始端めがけ、**神経伝達物質**（アセチルコリン、アドレナ
リン、ノルアドレナリンなど）が放出されます（**図7-8**）。これが
相手の線維の始端にある**受容体**に受け取られると、それが刺激と
なって電気信号が発生します。再び高速で、中枢に向かって**プラ
ス電位**が進んでいきます。このようにして情報は中枢にたどり着
きます。中枢から出る指令も方向だけは逆向きですが全く同じ方
法で伝導していきます。

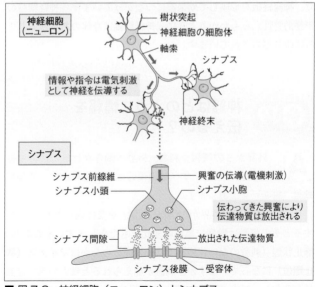

■ 図7-8　神経細胞（ニューロン）とシナプス

シナプス

神経情報伝達のための接触構造です。

Q20 末梢神経から中枢神経へは どのように情報を伝えるの？

A 　末梢神経からの情報（電気信号）は、その情報の種類
（どの感覚受容器が受け取った情報か）により、決まった
神経細胞までたどり着きます（中枢神経の玄関口です）。そこから
先は、やはり中枢神経の決まった経路を通り、さらに**上位の中枢**
へと進んでいきます。

　この中枢のなかの信号の通り道を**伝導路**といいます。伝導路を
情報が進む方法は、基本的には末梢神経のときと同様、電気信号
として進んでいきますが、情報によって伝導路が異なります。

　伝導路には、**上行性伝導路**と**下行性伝導路**があります。上行性
伝導路は外界から来た情報の通り道で、より下行性伝導路は中枢
からの指令の通り道になります。下行性伝導路には**錐体路**と
錐体外路がありますが、これについては、Chapter 8 で勉強しま
しょう（→p.250、Q14参照）。

Q21 自律神経の自律とは どういう意味?

A 　自律とは、脳からの意志による支配がなくても、独立して自主的に働くことです。すなわち、睡眠中でも心臓が一定のリズムを刻む、あるいは心臓を意思の力で速く拍動させることができないように、意思とは関係なく働くことを自律といいます。

　自律神経は完全に中枢神経から独立しているわけではありません。間脳にある視床下部が自律神経の最高中枢で、ここからの指令による制御を受けています。

Q22 自律神経はどのように働くの?

A 　自律神経は無意識に営まれている呼吸、循環、消化などを制御している神経です。互いに拮抗して働く、**交感神経**と**副交感神経**の2系統があります。交感神経は生きていくためにエネルギーを消費する方向に働くシステムで、副交感神経は、将来の活動のためにエネルギーを補充する方向に働くシステムです（図7-9）。

　交感神経は昼間、活動しているときに骨格筋に大量の血液を送り、心拍数を上げたり、末梢血管を収縮させて血圧を上昇させてエネルギー消費を増加させますが、消化液の分泌を抑え、また運動を制限します。

　副交感神経は、安静時にエネルギーを補充するためのシステムです。このため、交感神経とは反対に消化を促進し、内臓や脳に

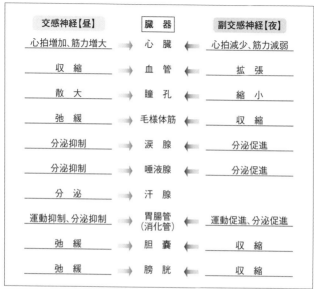

交感神経【昼】		臓 器		副交感神経【夜】
心拍増加、筋力増大	→	心 臓	←	心拍減少、筋力減弱
収 縮	→	血 管	←	拡 張
散 大	→	瞳 孔	←	縮 小
弛 緩	→	毛様体筋	←	収 縮
分泌抑制	→	涙 腺	←	分泌促進
分泌抑制	→	唾液腺	←	分泌促進
分 泌	→	汗 腺		
運動抑制、分泌抑制	→	胃腸管 (消化管)	←	運動促進、分泌促進
弛 緩	→	胆 嚢	←	収 縮
弛 緩	→	膀 胱	←	収 縮

■ 図 7-9　交感神経と副交感神経の働き

血液を送って疲労回復を図ります。その結果、心拍数は減少し、血圧も低下します。

7

神経システム（系）

Q23 交感神経と副交感神経はどのように バランスをとっているの？

A 交感神経と副交感神経は、同時に働きながら、互いが拮抗しています。これはどういうことかというと、どんどん働けという交感神経の指令と、もっと休めという副交感神経の指令が、各臓器に対して同時に伝わっているのです。このとき、臓器はより強い指令を発するほうの神経に従います。すなわち、食後であればもっと休めという副交感神経からの指令が強くなり、消化ホルモンの分泌が増加したり、胃腸管（消化管）の運動が活発になるという具合です。

副交感神経が働いているときに交感神経が完全に休んでいるわけではありません。たとえ優位でなくなっても、完全にスイッチを切ってしまっているわけではないのです。こうした状況を、副交感神経が優位になっているとか、交感神経が優位になっていると表現します。片方の神経がボリュームを上げているときには、もう片方の神経がボリュームを下げた状態ともいえます。

もともと交感神経は身体を戦闘モードにする神経、副交感神経は身体をリラックスモードにする神経です。ヒトは普通、食事はリラックス状態で、職場での仕事などは緊張・戦闘状態で行いますので、そのときに使用しない神経を省エネモードにしてあります。食事中に仕事の電話がかかってきて対応せざるをえなくなるなど、状況が急に変化した場合でも、安静モードから戦闘モードへとすばやくスイッチを切り替えることができるのです。

Q24 自律神経の働きが悪いとどうなる？

A 　自律神経は内分泌系とともに、身体の内部環境を一定に保つ働きがあります。これを**ホメオスタシス（恒常性）**といい、交感神経と副交感神経が密接に関連し合って働くことが前提になります。しかし、ストレスやそのほかの原因で、この2つの神経系のバランスが崩れると、それぞれの神経系に機能的な異常が現れてきます。これを**自律神経失調症**といいます。

　自律神経失調症は交感神経と副交感神経のバランスが崩れて症状が出るため、脳や内臓などの器質的な病変がみられないのが特徴です。頭重感、倦怠感、のぼせ、めまい、冷感、動悸、息切れなどの症状が現れます。

Q25 自律神経とホルモンはどのように連動しているの？

A 　身体のなかでは自律神経とホルモンが常に連動しながら、互いに協力し合って働いています。この両者の目的は、身体という1つの社会が円滑に機能できるように環境を整えることです。この働きを具体的に知るために、血圧が急に低下した場合の反応を例にとって解説します。

　出血などによって血圧が急に低下した状態というのは、血液の循環が不足し、あらゆる組織や細胞を生存の危険にさらすことになります。こうした状況で真っ先に働くのが**神経系の経路**です。

　まず、大動脈弓と頸動脈洞、腎臓にある受容器により、血圧の

低下が感知されます。すると、血圧が低下しているという情報が延髄の血管運動中枢に伝わり、血管運動中枢は交感神経に働きかけて心臓の収縮力を高め、心拍数を上げるように指令を出します。

同時に、手足などの末梢血管を収縮させる指令も出されます。すると、脳や心臓などの生命維持に欠かせない器官に、優先的に血液が送られるようになります。また交感神経は、副腎髄質に働きかけてノルアドレナリンやアドレナリンを分泌させ、細動脈を収縮させます（→p.193、Q20参照）。

このような機序で血管の収縮を促し、血圧を上昇させますが、これは緊急応答です。神経系に引き続き、内分泌系が出番となります。

血圧の低下を感知する受容器の1つに腎臓があります。腎臓に情報が伝わると、腎臓の輸入細動脈にある傍糸球体細胞から、レニンという酵素活性のあるホルモンが分泌されます。

レニンは腎臓の遠位尿細管でのナトリウム再吸収を促進し、それによって同時に水の再吸収が促進され、血液量が増加します。血液量が増えるということは、血管壁にかかる圧（血圧）が上がるということですから、これによって血流の維持が可能になります（→p.192、Step up COLUMN 参照）。

MEMO **大動脈弓と頸動脈洞**

大動脈弓は全身に血液を送る際の最初の経路で、頸動脈洞は血圧を監視する圧受容器があります。どちらも血液循環の異常を感知するために重要な受容器です。

Chapter 8

運動と睡眠

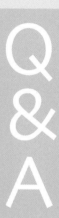

骨の構造

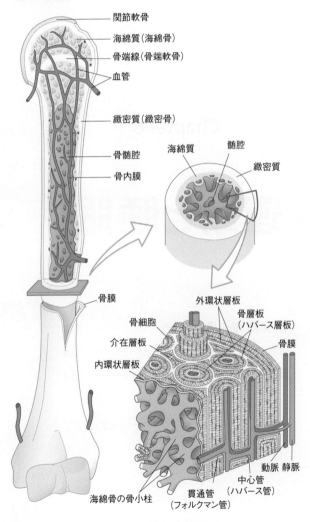

関節軟骨
海綿質（海綿骨）
骨端線（骨端軟骨）
血管
緻密質（緻密骨）
骨髄腔
骨内膜
骨膜

海綿質
髄腔
緻密質

外環状層板
骨細胞
骨層板（ハバース層板）
介在層板
骨膜
内環状層板
動脈　静脈
中心管（ハバース管）
海綿骨の骨小柱
貫通管（フォルクマン管）

筋の構造

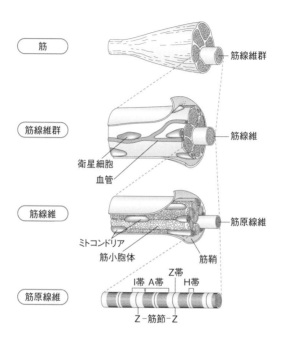

筋 ─── 筋線維群

筋線維群 ─── 筋線維
衛星細胞
血管

筋線維 ─── 筋原線維
ミトコンドリア
筋小胞体
筋鞘

筋原線維
I帯 A帯 Z帯 H帯
Z−筋節−Z

筋小胞体と横行小管

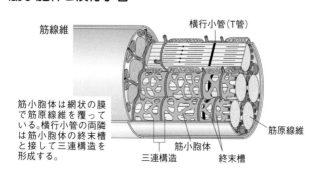

筋線維
横行小管（T管）

筋小胞体は網状の膜
で筋原線維を覆って
いる。横行小管の両隣
は筋小胞体の終末槽
と接して三連構造を
形成する。

三連構造
筋小胞体
終末槽
筋原線維

骨、関節、筋の構造と働き

Q1 骨はどんな役割を果たしているの？

A　骨の果たしている役割で最もわかりやすいのは、身体の支柱として頭や上体を支えていることです。骨がなければ、重い頭や腰を支えることはできません。骨は鉄筋コンクリートの建物の鉄筋に相当します。

また、いくつかの骨が集まり、重要な臓器を収める腔をつくるのも、骨の重要な役割です。頭蓋腔には脳が、胸腔には肺や心臓が、脊柱管には脊髄が、骨盤腔には膀胱や生殖器が、骨で守られながら納まっています。さらに骨は、筋と協同して関節を支点にさまざまな運動をしたり、骨髄で赤血球や白血球、血小板などの血球成分を産生したり、カルシウムやリンなどを貯蔵し、これらを必要に応じて血液中に送り出します。

Q2 全身の骨は何個あるの？

A　骨の数は成長につれて少なくなっていきます。新生児の骨は約350個ですが、成人では約200個です。これは、成長の過程で骨と骨が融合するためです。一般に男性は18歳頃、女性は15〜16歳頃までに、骨の融合が完了します。融合が完了した後の骨の重量は、体重の約8％に相当します。

全身の骨は、頭蓋、脊柱、胸郭、骨盤、上肢、下肢の6つの骨

格から構成されます。**骨格**とは複数の骨や軟骨が連結してつくられている骨組みのことです。骨格を中心に、**筋**、**靱帯**、**軟骨**、**脂肪**などが周囲を取り囲み、ヒトの体型をつくっています。

Q3 骨はどのような構造になっているの？

A 骨は、骨皮質という表面の硬い部分と、海綿質という内部の網目状の部分の２層構造になっています。骨皮質は緻密な構造から成っていることから、**緻密骨**ともよばれます。緻密骨には**ハバース管**を中心にして、まるでバウムクーヘンのように幾層も重なった同心円柱〔骨層板（ハバース層板）〕がぎっしり詰まっています。こうして骨層板が縦方向に連なっているため、骨は曲げに対して強い構造になっているのです。

骨層板の間の小さなすき間（骨小腔）には、骨組織の吸収と再生に関与する**骨細胞**が収まっています。なお、ハバース管、骨層板、骨細胞の集合を骨単位といいます。

内部の**海綿質**は、スポンジのように立体的な網目構造になっています。網目は**骨梁**とよばれる骨質によってつくられ、その構造によって外力を吸収し、強い強度を保っています。海綿質は内部はすき間だらけです。このすき間のことを**骨髄腔**といいます。

骨髄腔には**骨髄**が詰まっており、造血を行っています。成人では骨髄の重さは約2.5kgです。骨髄の造血機能については、Chapter 10生体の恒常性（p.310、Q20）を参照してください。

スポンジ構造のおかげで、骨格は平均して５〜６kgと軽量化され、表面の緻密骨との共同作業によって体重を支えられるほど強固になっています。

8

運動と睡眠

Q4 骨は生まれ変わっているの？

A 骨は20歳頃まで成長を続けますが、それ以降は長さも太さも変わりません。しかし、骨が何の活動もしないわけではありません。ヒトの身体では古くなった骨が溶かされ、新しい骨が再生されるという骨代謝（こったいしゃ）が、一生繰り返されているのです。

古くなった骨がとかされることを骨吸収（こつきゅうしゅう）といいます。石灰化した骨細胞の破壊と吸収は破骨細胞（はこつさいぼう）によって行われますが、これはアポトーシスともいえます。骨吸収と同時に行われるのが骨形成（こつけいせい）で、新たな骨細胞をつくり出すのは骨芽細胞（こつが細胞）です。

こうした骨吸収を促進するのが副甲状腺ホルモンであるパラソルモンです。また、骨吸収を抑制するのが甲状腺ホルモンから分泌されるカルシトニン、骨形成を促進するのが性ホルモン（エストロゲン）、骨形成を抑制するのが副腎皮質ホルモンです。

成人では骨吸収と骨形成のバランスが保たれています。そのバランスが崩れると、骨の異常が生じます。骨吸収が骨形成を上回ると骨量（こつりょう）が減少してもろくなり、折れやすくなります。この状態を骨粗鬆症（こつそしょう）といいます。

MEMO　　　　　　　アポトーシス

あらかじめプログラムされた細胞死のことで、プログラム細胞死ともいいます。ホメオスタシスを維持するための重要な要素であるといわれています。これに対し、血流が途絶えたりすることで細胞が壊死（えし）することを壊死（ネクローシス）といいます。

骨粗鬆症

骨量が減少するとともに骨組織の微細構造が劣化し、骨がスカス
カになった骨密度の減少状態（若年成人と比較して70%以下）。
加齢や閉経に伴って生じることが多いのですが、内分泌の異常に
よって起こることもあります。

Q5 骨の強度は どのようにして決まるの？

A 健康な骨をつくるために必要なのは、栄養と運動です。
骨の強度に関連する栄養素はカルシウムで、摂取・吸収さ
れたカルシウムのうち99%が骨に蓄えられています。残りの1%
は、血液や体液に含まれます。

血液中のカルシウム量は常に一定に保たれる必要があります。
そのため、食事から摂取するカルシウムが減ると、骨に貯蔵され
ているカルシウムが血液中に溶け込んで補います。その結果、骨
のカルシウム量が減ってしまうのです。成人に必要な1日のカル
シウム量は、男性800〜1,000mg、女性650〜800mgです。

摂取したカルシウムの吸収をよくするためには、**ビタミンD**の
活性化が必要です。ビタミンDは肝臓と腎臓を経て活性化され、
腸管からのカルシウム吸収を促進するとともに、腎臓でのカルシ
ウムの再吸収を促進します。

骨に適切な負荷をかけるために必要なのは**運動**です。骨に縦方
向の負荷がかからないと、カルシウムが骨に沈着しにくくなり、
骨吸収と骨形成のバランスが崩れて骨を弱体化させます。

8

運動と睡眠

高齢になると骨がもろくなる理由

　男女ともに45歳を過ぎると骨折が多くなりますが、とくに女性は60歳を過ぎた頃から骨折が急増します。これは、閉経後ほぼ10年経ち、女性ホルモンであるエストロゲン分泌が減少し、その影響で甲状腺ホルモンのカルシトニン分泌が減り、骨吸収が抑制できず骨がもろくなるためです。

　それに加えて食事内容が変化してカルシウムの摂取量が減り、食事からの補充が減少するため、骨からカルシウムが溶け出しやすくなります。

Q6 骨折してもいずれ治るのはなぜ？

A　骨折した骨がくっつくのは、骨折後、破骨細胞によって不要なものが処理され、骨芽細胞によって新たな骨の形成が促されるからです。骨折が治癒するまでの過程をみてみましょう。骨折が起きると骨組織が破壊されて周囲の骨膜が切れ、血管も切断されて血腫が生じます。この時期は炎症を起こしていますので、疼痛があります。

　ギプスで固定してしばらく経つと、骨折部位の周囲から幼若結合組織細胞とよばれる細胞が骨折部に侵入し、骨髄に肉芽組織が形成されていきます。そして切れてしまった毛細血管も新たにつくられ、壊死した組織が次第に吸収されていきます。また、酸素と栄養分が補給されるとともに軟骨が少しずつ形成され、骨折した骨と骨が接着します。この状態を、仮骨といいます。

時間の経過とともに仮骨は骨組織としての強度を増し、不要なものは破骨細胞によって吸収されます。さらに骨芽細胞によって新たな骨が形成され、骨折部は元に戻ります。治癒までに要する日数は、骨折部位や年齢によって異なります。肋骨で約3週間、鎖骨で約4週間、上腕骨で約6週間、大腿骨で約8週間、大腿骨頸部で約12週間です。

> **MEMO** 　　　　　　**大腿骨頸部骨折**
>
> 骨粗鬆症のある高齢女性に多くみられる骨折。大腿骨頸部は股関節の運動を邪魔しないように細くなっており、骨折を起こしやすいという特徴があります。また、大腿骨頸部に対して縦方向に骨折が起こりやすく、手術が必要となります。

Q7　骨にはどのような形の違いがあるの？

A　骨を形態によって分けると、長骨、短骨、扁平骨、含気骨などがあります。長骨は長く伸びた管状の骨で、上腕骨、橈骨、尺骨、大腿骨、脛骨などがあります。上肢の長骨はさまざまな作業を行い、下肢の長骨は移動動作を行います。

　短骨は不規則な形をした短い骨で、手根骨や足根骨などがあります。これらの骨は立方体様の骨が敷石のように並び、手首や足首の可動性を保っています。

　扁平骨は板状の扁平な骨で、頭頂骨、側頭骨、肩甲骨、胸骨、肋骨などがこれに当たります。

含気骨というのは、骨の内部に鍾乳洞のような通路があり、空気が自由に流れるようになっている骨のことです。鼻腔を形成する篩骨、上顎を形成する上顎骨などがこの仲間です。

　以上の骨の分類に入りにくいのは、頸椎、胸椎、腰椎を形成する椎骨です。椎骨は臼状の骨が積み重なっており、椎骨と椎骨の間には、線維軟骨でできた弾力性のある椎間板（椎間円板）があり、椎骨とは椎間関節で連結されています。この椎間板は常に縦方向に強い圧力を受けているため、変性を起こしやすく、後方に脱出（ずれること）すれば椎間板ヘルニアになります。

MEMO　　　　　　　　　　**椎間板ヘルニア**

椎間板は、内部の髄核とこれを包む線維輪から構成されています。椎間板ヘルニアは、線維輪や髄核が脊柱管内へと押し出され、脊柱管内が狭くなった状態です。脊髄や神経根が圧迫されるため、疼痛や運動麻痺などが生じます。

Q8 骨同士はどうやって連結しているの？

Ａ　成人には約200個の骨がありますが、これらの骨の連結方法には、2つあります。1つは、頭蓋骨や恥骨のように骨と骨が軟骨や膠原線維などで直接連結しているもので、連結している骨同士は動きません。こうした結合のことを不動結合といいます。

　もう1つの連結方法が関節です。不動結合との大きな違いは、骨と骨の間にわずかな隙間（関節腔）があり、これを袋状の膜

（**関節包**）が包んでいるという点です。関節腔は少量の**滑液**によって満たされているので、２つの骨は滑らかに動きます（**図8-1**）。しかし、変形性関節炎のように炎症や外傷によってこの部分が滑らかさを失うと、関節運動に支障をきたします。

　関節は形によってさまざまな種類があり、どのような運動をする必要があるかによって骨と関節の形が決まります。たとえば、肩関節のように自由に動く必要がある部位は、半球状の関節頭と、お椀状の丸い凹みから構成される**球関節**になっています。肘関節のように、屈曲と伸展の２つの運動に限られるとしても安定性が必要な部分は、**蝶番関節**になっています。このほか、**楕円関節**、**鞍関節**、**車軸関節**、**平面関節**、**半関節**などの種類があります（**図8-2**）。

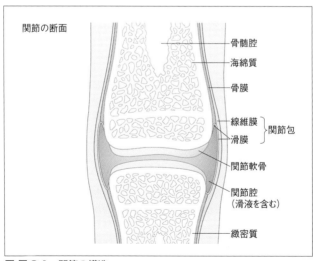

関節の断面

骨髄腔
海綿質
骨膜
線維膜 ｝関節包
滑膜
関節軟骨
関節腔
（滑液を含む）
緻密質

■ 図8-1　関節の構造

8

運動と睡眠

239

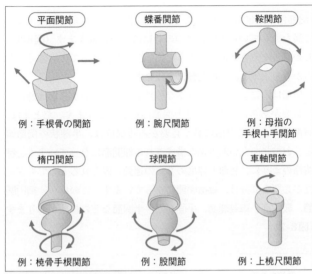

平面関節
例：手根骨の関節

蝶番関節
例：腕尺関節

鞍関節
例：母指の
手根中手関節

楕円関節
例：橈骨手根関節

球関節
例：股関節

車軸関節
例：上橈尺関節

■ 図 8-2　主な関節の種類

MEMO

関節

骨と骨をつなぐ連結部分。軟骨や膠原線維などで連結されている不動結合も関節の一種ですが、通常、関節というと、滑液を含む袋（滑膜）を介して骨が連結したものを指します。関節は靭帯で補強され、その周囲を筋肉が取り巻いています。

MEMO

変形性関節症（OA）

関節は上からかかる荷重を支えるとともに、筋の収縮に伴って運動を起こすという役割もあり、常に負荷がかかっています。その結果、関節軟骨の変性や磨耗が生じやすくなり、滑らかな動きができなくなります。変形によって関節機能に支障をきたした状態を変形性関節症といいます。

Q9 関節はどのような動きをするの？

A 　関節の動き方には、屈曲・伸展、内転・外転、内旋・外旋、回内・回外などがあり、これらの動きはそれぞれ対をなす動きをしています（**図8-3**）。関節の動き方にはさまざまあります。

◎屈曲・伸展

基本的には、屈曲は関節の角度が小さくなるような運動、伸展は関節の角度を大きくするような運動です。膝を曲げた状態が屈曲、伸ばした状態が伸展ということになります。肩関節の場合には、上腕を挙上する運動を屈曲といい、上腕を後ろに上げる運動を伸展といいます。

◎内転・外転

内転は身体の正中面に近づける運動、外転は身体の正中面から遠ざける運動です。たとえば、腕を身体の軸に近づける動きは内転、腕を身体から離すような動きは外転です。

◎内旋・外旋

上腕や大腿などを、骨の長軸を軸にしてコマのように回転させる動きを回旋といいます。正中面に近づける動き（内側に回転させる動き）を内旋、正中面から遠ざけるような動き（外側に回転させる動き）を外旋といいます。

◎回内・回外

前腕を前に差し出し、手のひらを伏せるような位置をとることを回内、反対に手のひらを上に向けた位置をとることを回外といいます。回内では尺骨が回旋して交差して見えますが、回外では橈骨と尺骨が平行になります。回内・回外は前腕の回転にだけ使う言葉です。

8

運動と睡眠

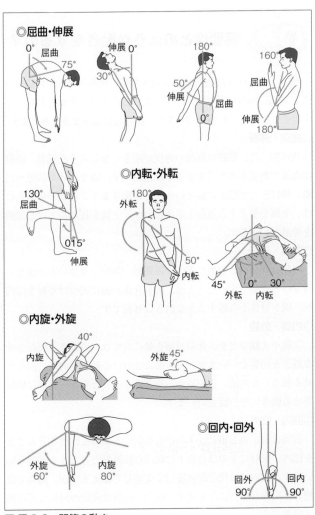

■ 図 8-3　関節の動き

242

Q10 関節可動域ってどういう意味？

A 関節可動域は対象になる関節が動く範囲のことです。関節の構造や靱帯・筋などの伸張具合によって関節可動域は制限され、性別や年齢も影響します。脳梗塞や脳出血などの後遺症によって麻痺が生じると、筋が硬くなって痙性麻痺（けいせい）を起こし、関節可動域は狭くなります。また、弛緩性麻痺（しかん）が生じると筋が柔らかくなります。たとえば手を伸ばすと肘関節が180度以上開くなど、関節可動域が広くなることもあります。

MEMO　　痙性麻痺

筋が異常収縮を起こしているために、運動機能が麻痺している状態をいい、伸筋群に多くみられます。腱反射が亢進します。

MEMO　　弛緩性麻痺

脳性麻痺などにより、筋緊張が低下した状態。膝関節や股関節が通常以上に開きすぎてしまい、装具をつけないと身体を支えることができなくなります。

Q11 筋にはどのような種類があるの？

A 筋は骨格筋、心筋、平滑（内臓）筋があります（表8-1）。
◎骨格筋
骨と骨をつないで身体を動かすための筋が骨格筋（こっかくきん）です。束状に

集まった筋線維で構成されており、周囲を筋膜で包まれています。骨格筋は自分の意思で動かすことができるため、**随意筋**とよばれます。骨格筋は、**体性運動神経**によって支配されています。組織学的には、縞模様の横紋が見られる**横紋筋**で、迅速で強力な収縮を行うことができますが、運動によって疲労します。

◎心筋

心臓壁を構成する筋を**心筋**といいます。骨格筋と同じく**横紋筋**ですが、意思で動かない**不随意筋**です。いくら動いても疲労しない点も骨格筋とは異なります。

心臓のペースメーカーとよばれる部位から興奮が生じ、**刺激伝導系**によって興奮が次々に伝わると、心臓をリズミカルに収縮、拡張させます。激しい運動をしたときには心臓の拍動が速くなり、安静時には拍動が遅くなり、心筋の運動は自律神経によって調節されていますが、随意的に支配されているわけではありません。

心筋細胞は分裂する能力をもっていないため、心筋梗塞などで損傷・壊死すると再生することはできません。

◎平滑（内臓）筋

胃腸管（消化管）や気道などの内臓壁、血管壁などを構成するのが平滑（内臓）筋です。骨格筋や心筋とは違い、横紋は見られません。

平滑(内臓)筋は意思で動かすことのできない**不随意筋**です。筋そのものの収縮力は横紋筋に及びませんが、疲労することなく動き続けることができるため、内臓のリズムを保ち続けることができます。平滑(内臓)筋は心臓と同じように、**自律神経の支配**を受けています。

分類	機　　能	所在	筋組織	収縮	支配神経
骨格筋	体全体、手や足を動かす時に使われる筋肉	骨格	横紋筋	随意	体性神経
心筋	心臓を動かす筋肉	心臓	横紋筋	不随意	自律神経
平滑(内臓)筋	血管、胃腸管(消化管)、気管支壁などを主として内臓にある筋	主として内臓	平滑筋	不随意	自律神経

MEMO　　　　　　　**横紋筋と平滑筋**

横紋筋には、アクチンという細い筋線維と、ミオシンという太い筋線維が交互に規則正しく並んでおり、縞模様のように見えます。平滑筋は先端が先細りになった細長い細胞の集まりで、縞模様は見えません。

運動神経と運動

Q12　筋はどんな指令で動くの？

A　　歩いたり、しゃべったり、手を振ったり、絵を描いたりと、骨格筋を自在に動かして生活しています。筋を収縮または弛緩させているのは運動神経です。しかし、運動神経が勝手に筋を収縮させるわけではなく、収縮せよと命じる存在がいます。それが、脳や脊髄の中枢です。

たとえば、テーブルの上にあるジュースを飲もうとするとき、実際の動きだけをみれば、手を前に伸ばしてコップを取り、口に

もっていくという行為に過ぎません。しかし、実はこうした動きの背後に、神経のネットワークの存在が隠れています。

　まず、コップを手に取るためには、眼という感覚器で位置を確かめる必要があります。ただ闇雲に手を伸ばしたのでは、コップをひっくり返してしまうからです。この視覚情報は、脳や脊髄にある**中枢**に伝えられます。連絡役は末梢神経の1つである**感覚神経**です。感覚神経は、眼、耳、鼻、皮膚などの感覚器と中枢神経をつないでいます。

　感覚神経から情報を得た脳や脊髄は、これくらい手を前に伸ばせばコップをつかむことができる。そのためには、この筋とあの筋を収縮させ、こっちの筋は弛緩させようと判断し、指令を出します。連絡役は**運動神経**です。運動神経は骨格筋につながっており、中枢からの指令を忠実に実行することで、コップを手に取り、ジュースを飲めるのです。

　このように、身体には神経のケーブルが張り巡らされています。身体からの情報を伝える経路が感覚神経（感覚器→中枢）、中枢からの指令を伝える経路が運動神経（中枢→骨格筋）です。感覚神経を**求心性神経**というのに対し、運動神経を**遠心性神経**ともいいます。

Q13 骨格筋はどのようにして収縮するの？

Ａ　骨格筋は中枢神経から末梢神経を通じて伝導される刺激によって収縮を起こします。収縮の過程は、1つの刺激が次に伝わり、それが刺激になって次の段階に進み、さらに次へ

というように、進んでいきます（**図8-4**）。

　まず、脳や脊髄から、筋肉を収縮させろという指令が出ます。この指令は、運動神経線維によって神経筋接合部（運動神経線維と筋線維の接合部）に伝導されます。ここで、筋への伝達役を務めるのが、神経終末のシナプス小胞に蓄えられている**アセチルコリン**という化学伝達物質です。アセチルコリンが放出されると、筋細胞膜（筋鞘）のアセチルコリン受容体に結合し、ここで活動電位が生じます。すなわち、筋細胞膜が興奮した状態になるのです。

　興奮は、筋線維の中に管状に入り込んでいる**横行小管**（T管）を通じて細胞内に伝わります。横行小管の両側には、網目状に筋原線維を取り囲む**筋小胞体**が接触しており、興奮はこの筋小胞体にも伝わります。すると、筋小胞体のチャネル（リアノジン受容体）が口を開き、蓄えられていたCa^{2+}が放出されます。Ca^{2+}の放出によって細胞内のCa^{2+}濃度が上昇すると、それが引き金になり、筋の収縮が始まります。ここまでの一連の過程を、**興奮収縮連関**といいます。

　放出されたCa^{2+}は、**アクチンフィラメント**（細い）、**ミオシンフィラメント**（太い）という2つの筋線維の上に降り注がれます。筋が弛緩している状態では、この2つのフィラメントは、端の部分だけ重なりながら、アクチン、ミオシン、アクチンというように、連なって筋線維をつくっています。模式的にいうと、2種類のそうめんの束が、端だけ重なりながら長く連なっているような状態です。

　しかし、Ca^{2+}が降り注がれると、2つの筋線維に変化が生じます。まず、アクチンフィラメントの上のトロポニンという物質にCa^{2+}が結合します。すると、トロポニンの分子構造が変化し、位置がずれてきます。このとき、アクチンフィラメント上には、そ

8

運動と睡眠

247

れまで隠れていた**ミオシン結合部位**が露出してきます。ミオシン結合部位に結びつくのが、ミオシンフィラメント端にあるミオシン頭部です。

　ここで、アクチンとミオシンの2つのフィラメントの束は、ミオシン頭部を連絡橋にして結ばれます。さらに、ミオシン頭部はATPを分解してエネルギーをつくり出し、結合した状態で首振り運動を行います。すると、アクチンフィラメントがミオシンフィラメントの間に滑り込むようなかたちになり、2つのフィラメン

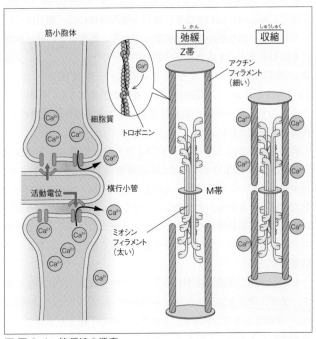

■ 図 8-4　筋収縮の機序

トの重なりが深くなります。すなわち、フィラメントそのものは縮んでいないのですが、全体として筋が短縮するのです。これが筋の収縮です。この収縮機序は滑走説（滑り説）といわれます。

　筋細胞膜の興奮が終わるとCa^{2+}がトロポニンから外れ、再び筋小胞体に取り込まれます。そして、ミオシンフィラメントとアクチンフィラメントの結合も外れ、これによって筋は弛緩します。

　筋収縮には、攣縮（１回の刺激に対する筋収縮）、強縮（刺激が反復され、繰り返し攣縮が起きる状態）、拘縮（刺激が終わっても引き続いている持続的、可逆的な筋収縮）、死後硬直（死後に起きる不可逆的な収縮）などがあります。

MEMO　　　　　筋電図

筋が収縮するときに生じる活動電位を記録したものを筋電図といいます。

MEMO　　　　　死後硬直

死後２〜３時間で始まる硬直で、顔→体幹→四肢の順に現れます。筋の収縮によって生じた乳酸が、筋肉中のタンパク質を凝固させることによって起こります。死後24〜48時間経つと、タンパク質が変性して硬直がとれ、次第に軟化します。

8

運動と睡眠

Q14 運動神経はどこを通っているの？

A　　中枢神経からの指令を骨格筋に伝えるのが運動神経です。大脳皮質から出された骨格筋への指令は、中枢神経内の**錐体路**または**錐体外路**を通り、さらに運動神経を通って作動器（筋線維）へと伝えられます。

錐体路は、大脳皮質の運動領の巨大錐体細胞から起こり、延髄の錐体という場所を神経線維群が束になって通っています。大脳皮質からの指令は、脳幹→末梢神経（運動神経）→筋の接合部という経路で伝達され、筋の収縮を起こします。左右の大脳から来た指令は延髄の下部で交叉し、左大脳は右半身、右大脳は左半身の運動を支配することになります。これを**錐体交叉**といいます。

運動刺激の通り道には、錐体路のほかにもう1つの通り道があります。それが、**錐体外路**です。

錐体路が主要な骨格筋に対して指令を伝えるのに対し、錐体外路はそれらの筋が滑らかにバランスよく動くよう、運動の細かな調節を無意識的に行います。たとえば、歩くという運動を行うとき、膝の内側の筋を収縮させたり、反対の足で体重移動を行ったりするなど、錐体路を補うかたちで働くことで、足の運びが円滑になり、ふらつかずに歩くことができるのです。

また、錐体外路は錐体路に何らかの障害が生じたときに、ある程度、指令の伝達を代行することができます。

Q15 熱いものに触れると思わず 手を引っ込めるのはなぜ？

A 目の前にボールが飛んできたときに無意識に目をつぶったり、熱い鍋に触ったときに思わず手を引っ込めたりする反応を、脊髄反射といいます。もし、鍋がそれほど熱くなかったら、ちょっと熱いという感覚と、手を引っ込めようという行動の間には、皮膚で触れた感覚→感覚神経→中枢神経→大脳皮質→中枢神経→運動神経→骨格筋という過程があります。すなわち、脳がちょっと熱いから、手を引っ込めようと判断して行われた行動ということになります。これを器官でたどると、皮膚→脊髄→脳→脊髄→筋という流れです。

しかし、鍋があまりにも熱いときには、このような経路で情報や命令が伝達されていては大やけどをしてしまいます。そのため、脊髄が脳の代役を務める脊髄反射が起こります。すなわち、脳にまで情報を送らず、脊髄が手を引っ込めろと指令を出すのです。この指令は脳を経由していないので、無意識に行動されます。脊髄反射は、生体の安全を守るために備わっている緊急避難的な運動なのです。

脊髄反射にはほかに、膝蓋腱反射、排便・排尿反射、歩行反射などがあります。なお、自律神経にもこうした反射があり、延髄が反射中枢となります。酸っぱいものを見ると唾液が出るのは、延髄による反射です。

MEMO   **膝蓋腱反射**

ハンマーで膝を叩くと、下腿が跳ね上がる反射。脳出血や脳炎などの中枢神経障害で亢進し、錐体路症状といいます。反対に、脚気や末梢神経炎の場合には、反射が弱くなったり、全く現れなくなります。

MEMO   **歩行反射**

新生児期にみられる原始反射で脇を支えて足を床につけるようにすると、左足を出したら次に右足を出すという、左右の足を交互に出す反射です。

Step up COLUMN

協力筋と拮抗筋

約400個ある骨格筋は、単独で収縮・弛緩しているのではなく、ほかの筋と強調しながら動いています。同一方向の動きのために協力して働く筋同士を協力筋、互いに正反対の方向に働く筋同士を拮抗筋といいます。

たとえば、上腕には上腕二頭筋、上腕筋、上腕三頭筋などがありますが、腕を曲げることで上腕二頭筋と上腕筋が収縮し、上腕三頭筋は弛緩します。このとき、上腕二頭筋と上腕筋は同一方向の動きを協力して行っているので協力筋であり、これら2つの筋とは逆の動きをしている上腕三頭筋は拮抗筋ということになります。

筋は、神経からの刺激によって収縮することができますが、自ら伸びることはできません。そのため、関節には伸筋と屈筋が対をなすように配置され、拮抗的な動きをすることによって運動が可能になります。腕を伸ばすときには、曲げるときと反対の筋の動きが生じ、上腕三頭筋が収縮し、上腕二頭筋と上腕筋が弛緩します。

Q16 筋疲労はなぜ起きるの？

A 　筋が収縮するときには、**グルコース**と**酸素**が必要になります。エネルギーをつくり出す**アデノシン三リン酸（ATP）**を合成するために、この2つの物質が欠かせないからです。筋が収縮するときには、アクチンがミオシンと結合して動きますが（p.246、Q13参照）、このときにATPを必要とします。このATPが不足するのが疲労の大きな原因です。

運動中にグルコースが不足すると、バックアップ機構が働くため、肝臓に蓄えられていたグリコーゲンがグルコースになり、これを補給します。しかし、この反応を行うときに酸素が不足していると、グリコーゲンはグルコースではなく乳酸に分解されてしまいます。せっかく蓄えておいたエネルギーの素が無駄になってしまうのです。それどころか、乳酸は筋を疲労させます。

このように糖質の供給、グリコーゲンの蓄積、グリコーゲン分解酵素、酸素の供給などのどこかに障害があると、乳酸などの筋疲労物質が生じます。そして筋疲労物質が排出されずに蓄積することで、凝りや張り、痛みなどが生じます。

8

運動と睡眠

安静と睡眠

Q17 安静はなぜ必要なの？

A 安静は筋に負担のかからない状態のことです。ほとんどの場合、身体を横たえた姿勢で安静になります。臥位は立位に比べて重心が低く、支持基底面積が広くなっているので安定性が増します。また、自律神経では副交感神経が優位になり、身体は闘争状態ではなく緩和状態に入ります。こうした状態では消費エネルギーが最小になり、たとえ全身の衰弱があっても、生命を維持するためのエネルギーを最小にとどめることができます。

安静を必要とするのは、栄養状態が悪い場合、呼吸状態や心臓が悪い場合、腎機能が悪い場合、発熱している場合、血圧が高い場合、出血しやすい場合などです。

安静にして仰臥することにより、酸素消費量は200～240mL/分と歩行時の約1／3に減り、肺の仕事量が減って呼吸が楽になります。また、立位と比べて重力の影響を受けなくなりますので、心臓に戻る血液量が増え、結果的に心臓の仕事量を減らすことができます。心拍出量が増えるため、心拍数は立位より10～15回/分少なくなります。

支持基底面積

身体を支持するための、両側の足底部と、足底部間の領域を合計した面積のこと。足をそろえて立っている場合は、足の面積が支持基底面積になります。足を開いて立ったり、片足を前に出して立つと、この面積はさらに広くなって安定性を増します。

Q18 睡眠はなぜ必要なの？

A 睡眠は大脳皮質の活動低下状態です。睡眠が必要な理由は、昼間の活動で消費したエネルギーを補給し、新たな心身活動の準備をするためです。覚醒→睡眠→覚醒→睡眠のリズムで、内部環境は再調整されます。

睡眠中は筋の緊張が低下するために、酸素消費量が約10％減少し、体温が低下します。睡眠中は熱の産生が減るだけでなく、末梢血管が拡張して汗をかくことで熱が放射されるからです。

Q19 レム睡眠とノンレム睡眠って何？

A 睡眠は脳波に現れる変化によって**レム睡眠**と**ノンレム睡眠**に分けられます（**図8-5**）。入眠とともに始まるのがノンレム睡眠です。ノンレム睡眠では副交感神経が優位になり、心拍数や体温、代謝などが低下します。また、大脳皮質の活動が低下するため、脳波も、浅い眠りから深い眠り（1期から4期）に

なるにしたがって θ波、δ波に近い波形になります。

　ノンレム睡眠が60〜70分続くと、その後にレム睡眠が始まります。レム睡眠は逆説睡眠ともいい、閉じたまぶたの下で、覚醒しているときのように眼球が動きます（急速眼球運動）。これは大脳皮質が不規則に活動している状態であり、脳波も、覚醒しているときの脳波に似た波形が見られます。夢はレム睡眠中に見ます。

　レム睡眠は深いノンレム睡眠に引き続いて始まるため、低下した交感神経が揺り動かされ、その結果、脈拍数や呼吸数、血圧などが不規則に変動します。1回のレム睡眠は30分ほど続きます。一晩の睡眠では4〜5回のレム睡眠が現われます。

　ノンレム睡眠とレム睡眠が繰り返されるのは、眠りすぎることによって生じる危険を回避するためです。野生の動物は、常に危険な敵に囲まれて生活しています。深く寝入ってしまうことは、敵に襲われる危険につながります。そこで、外界の様子を監視するために睡眠中に定期的に交感神経を刺激し、眠りを浅くしているということなのです。

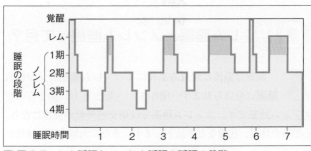

■ 図8-5　レム睡眠とノンレム睡眠の睡眠の段階

MEMO　　　　**レム睡眠とノンレム睡眠**

レム（REM）は、rapid eye movement の略で、レム睡眠は眼球が急速に動いている状態を表します。ノンレム（non-REM）睡眠はレム睡眠でない状態という意味です。夢はレム睡眠中にみます。

MEMO　　　　　　**睡眠周期**

ノンレム睡眠とレム睡眠を合わせて睡眠周期といいます。睡眠前期はノンレム睡眠が多くなりますが、朝が近づくにつれてレム睡眠が増えていきます。こうして交感神経が次第に優位になり、目覚めます。

Q20　睡眠中の発汗が多くなるのはなぜ？

8

運動と睡眠

A　睡眠中は筋の運動がほとんど行われないので、骨格筋による熱の産生が減り、エネルギー代謝は安静時に比べて20％低下します。このとき、昼間と同じ体温を維持するなら、エネルギー代謝を高める必要があります。しかし、睡眠中は明日へのエネルギーを蓄える時間帯です。できるかぎり生体の活動を控え、代謝活動を低く抑えないと内部環境の再調整は円滑に運びません。すなわち、良質な睡眠を得るためには体温を下げる必要があります。

体温調節を行うのは、視床下部にある**体温調節中枢**です。体温調節中枢は睡眠中の**最低体温設定温度（セットポイント）**というものを定め、睡眠中は、ここまで体温を下げなさいという指令を出します。その結果、体内にたまっていた熱を放出するために発

汗するのです。入眠後2〜3時間の寝入りばなに汗をかきやすい
のは、睡眠中にふさわしい体温にまで、早めに下げる必要がある
からです。

MEMO　　　　　　　　　　**睡眠と尿量**

睡眠中には尿量が減ります。睡眠中は代謝が低下するため老廃物
の量が減り、また腎血流量が減って、糸球体の濃縮機能が亢進し
ます。起床時に排泄される尿は、濃縮されたものです。

Q21　不眠はなぜ起きるの？

A　　　不眠を引き起こす原因は様々です。騒音や寝具、気温、
採光など環境の悪さが不眠を引き起こすこともありま
し、痛みやかゆみ、発熱、呼吸困難など身体的な要因が原因にな
ることもあります。また、ストレス、不安、抑うつなど精神的な
要素も、睡眠に影響をおよぼします。

　ストレスを例に不眠の機序を勉強してみましょう。大きなスト
レスを感じているとき、あるいは精神的な緊張や不安、恐怖など
があるとき、これらの情報は脳幹網様体や視床下部から大脳皮質
に届きます。すると、大脳はどんなストレスなのだろうと、記憶
回路を働かせて判断しようとします。すなわち、本来なら睡眠に
向かっていくはずの大脳が、覚醒した状態になってしまうので
す。

　さらに、ストレス刺激が強いとアドレナリンやセロトニンの分
泌が促進されます。アドレナリンやセロトニンは、分泌が減少す

ると睡眠に傾き、分泌が増加すると覚醒に傾くという作用があります。これらのホルモンが脳幹網様体や視床下部の調節機構に作用すると、大脳皮質の活動はさらに高まります。まさにダブルパンチが大脳に加えられるのです。

　大脳皮質が覚醒していると、眠れないという気持ちが新たなストレスになり、不眠の悪循環を生むこともあります。

MEMO　　　　　　　　　**不眠のパターン**

不眠には寝つきが悪くなるパターン（入眠障害）や、夜中に何度も目が覚めてしまうパターン（途中覚醒）があります。眠りが浅くて熟睡感がない、早朝に目覚めてしまうといった場合や、睡眠時無呼吸症候群のように、睡眠が何度も中断されているにもかかわらず、本人が不眠と気づかないこともあります。

MEMO　　　　　　**睡眠時無呼吸症候群（SAS）**

睡眠中に、無呼吸（呼吸に伴う換気が 10 秒以上停止した状態）が 1 時間あたり 5 回以上、あるいは 7 時間に 20 回以上ある場合を睡眠時無呼吸症候群といいます。睡眠中に一時的に目覚めるため昼間に眠気に襲われ、仕事に支障をきたしたり、居眠り運転による事故を起こすこともあります。

MEMO　　　　　　　　　**脳幹網様体**

刺激を視床に伝える役目をもつ網の目状の神経細胞ネットワーク。大脳皮質に影響を及ぼし、意識水準の調節を行います。

8

運動と睡眠

Q22 昼夜逆転はなぜ起きるの？

A 睡眠欲求は、昼間の活動によって乳酸などの疲労物質がたまることで生じます。また、前日に睡眠時間が足りなかったりすると、不足分を補うために睡眠が促されます。これは一種のホメオスタシス機能で、睡眠の負債を解消して体内環境を一定に保とうとする仕組みです。

さて、昼夜逆転がなぜ起きるのか考えるとき、この睡眠に至るきっかけが要点になります。まず第1の要点が、昼間にほとんど活動しないと心地よい疲労が得られず、睡眠のニードが生まれにくくなることです。

第2の要点は、睡眠を多くとりすぎていて睡眠の負債がないことです。長時間の昼寝をすると夜眠れなくなるという経験を、誰もがしています。これはどういうことかというと、生体内でせっかく整い始めた交感神経優位から副交感神経優位という睡眠準備が、長時間の昼寝をすることでやり直しになってしまうためです。すなわち、目覚めた時点で、それまでの睡眠準備がゼロになり、新たに再設定されることになってしまいます。その結果、本来なら10時になれば眠くなる人でも、体内で睡眠準備ができずに、眠気が生じなくなります。そして睡眠の頂点が次第に後ろへずれてしまうのです。眠りに入る時間が遅くなると、目覚める時間も遅くなります。そのため、体内時計と実際の時計との間にずれが生じ、極端な場合には昼夜逆転の生活になってしまいます。

Chapter 9

生殖器系

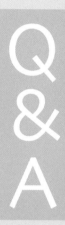

生殖器系口絵

◎ 女性生殖器（外性器）◎

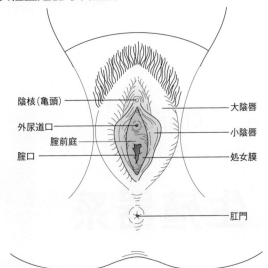

陰核（亀頭）

外尿道口

腟前庭

腟口

大陰唇

小陰唇

処女膜

肛門

◎ 女性生殖器（内性器）◎

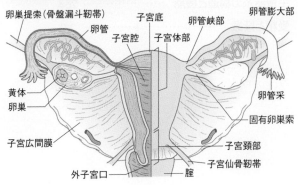

卵巣提索（骨盤漏斗靭帯）

卵管

子宮腔

子宮底

子宮体部

卵管峡部

卵管膨大部

黄体

卵巣

卵管采

固有卵巣索

子宮広間膜

子宮頚部

子宮仙骨靭帯

外子宮口

腟

男性生殖器

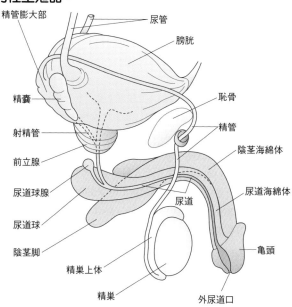

精管膨大部
尿管
膀胱
精嚢
恥骨
射精管
精管
前立腺
陰茎海綿体
尿道球腺
尿道海綿体
尿道球
尿道
陰茎脚
亀頭
精巣上体
精巣
外尿道口

精巣

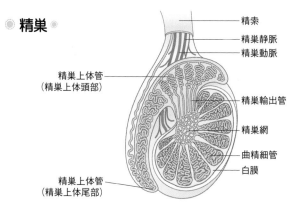

精索
精巣静脈
精巣動脈
精巣上体管
（精巣上体頭部）
精巣輸出管
精巣網
曲精細管
白膜
精巣上体管
（精巣上体尾部）

生殖器系の構造と機能

Q1 生殖とは何を指すの？

A 生殖は自己と同じ個体を生産することです。生殖には無性生殖と有性生殖があり、ヒトは女性生殖器と男性生殖器でつくられた生殖細胞により、有性生殖を行います。

男女ともに、成長過程でホルモンの影響を受け、特有の生殖器が形づくられていきます。女性は8〜9歳、男性は10〜12歳くらいになると、下垂体から**性腺刺激ホルモン**が分泌され、この指令を受けて**女性ホルモン**や**男性ホルモン**がつくられます。そして、生殖のための準備が次第に整っていきます。

MEMO 有性生殖

卵子と精子という2つの生殖細胞が接合することにより、新しい個体を発生させる生殖法。卵子と精子によらない胞子生殖、2分裂、出芽などは無性生殖といいます。

Q2 女性生殖器にはどのような器官があるの？

A 女性生殖器は、腟の外側にある外性器と体内にある内性器から構成されています。外性器は外陰部ともいい、恥丘、陰唇、外尿道口、腟口、大前庭腺（バルトリン腺）で構成されます。これに対して内性器は、1対の卵巣と卵管、子宮、腟か

ら構成されます。

腟は外陰部と子宮頸部をつなぐ管状の器官で、長さは7～8cmです。性成熟期の女性の腟内は、細菌の侵入を防ぐために酸性（pH 4～5）に維持されていますが、閉経後や小児の腟は中性になっています。これにはエストロゲンの分泌量が関係しています。

腟の上部にある、洋ナシに似たかたちの器官が子宮です。子宮壁は厚さ1cmほどの平滑筋から構成され、内面は粘膜（子宮内膜）でおおわれています。子宮内膜は受精卵にとってはベッドのようなもので、受精卵が着床するとその厚みを増します。妊娠しなかった場合、子宮内膜は脱落、剥離します。これが月経です。

子宮の上部から両手を左右に広げたように伸びているのが卵管で、先端部はラッパのように広がり、その先にアーモンドのようなかたちをした卵巣があります。卵巣は卵子を成熟させる器官で、さまざまな発達段階の卵細胞（卵胞）を抱えています。

Q3 月経はどのようにして起きるの？

A　女性が一生のうちに供給できる卵子は、すべて胎児の間に出来上がっています。しかし、この時期の未熟な卵子は原始卵胞という袋に包まれた状態のまま、身体が性的な成熟を迎えるまでじっと休んでいます。

思春期になると、下垂体前葉から卵胞刺激ホルモン（FSH）の分泌が始まり、休んでいた卵細胞が活動し始めます。卵胞細胞を含む原始卵胞は、発育卵胞、胞状卵胞、グラーフ（成熟）卵胞という

順序で成熟し、成熟した卵子は卵胞を押し破って卵巣から排出されます。これが**排卵**です（卵巣周期、**図9-1**）。

　排卵が起きると、それまで卵子を包んでいた卵胞が黄体に変化し、**プロゲステロン（黄体ホルモン）**を分泌し始めます。黄体ホルモンは、受精卵を育てるために子宮内膜を増殖させるのが仕事です。すなわち、受精卵を着床する準備が始まるわけです。

　ところが、排卵されたものの受精しなかった卵子は、約24時間（12〜36時間）で死滅し、吸収されてしまいます。そうなると、受精卵のベッド（子宮内膜）は必要なくなるため、排卵から14日ほど経つと黄体は**月経黄体（偽黄体）**になり、さらに萎縮して白体に変化します。このとき、プロゲステロンも分泌されなくなるので、増殖して厚みを増した子宮内膜を維持できなくなります。その結果、肥厚した部分が剥がれ落ち、出血とともに腟から排出されます（**月経**）。この周期を月経周期といいます。卵巣周期と月経周期をあわせて性周期といいます（**図9-2**）。

MEMO　　　**グラーフ（成熟）卵胞**

性腺刺激ホルモンの刺激を受けて成熟した卵胞。成熟すると卵巣の表面に移動し、卵巣の一部が盛り上がったようになります。

Q4 女性は一生に何個くらい排卵をするの？

A　　　新生児の卵巣には、左右合わせて数十万個の原始卵胞があります。しかし、これらの卵胞がすべて生存するわけではなく、成長につれて数が減り、12〜15歳で約40万個、18〜

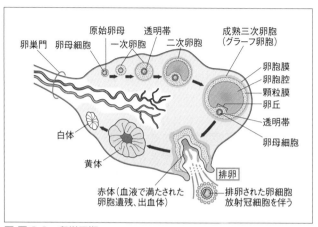

■ 図 9-1　卵巣周期

原始卵母
卵母細胞
一次卵胞
透明帯
二次卵胞
卵巣門
成熟三次卵胞
（グラーフ卵胞）
卵胞膜
卵胞腔
顆粒膜
卵丘
透明帯
卵母細胞
白体
黄体
赤体（血液で満たされた
卵胞遺残、出血体）
排卵
排卵された卵細胞
放射冠細胞を伴う

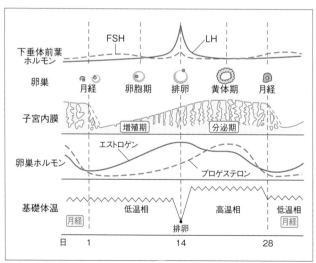

■ 図 9-2　性周期（卵巣周期と月経周期）

下垂体前葉
ホルモン
FSH
LH

卵巣
月経　卵胞期　排卵　黄体期　月経

子宮内膜
増殖期　分泌期

卵巣ホルモン
エストロゲン
プロゲステロン

基礎体温
月経　低温相　高温相　低温相　月経
排卵

日　1　14　28

24歳で約15万個の原始卵胞となります。このうち発育卵胞、胞状卵胞を経て成熟卵胞になるのは、数百個にすぎません。女性の一生で月経のある期間を35年、月経周期を30日とすると、12×35＝420個が、一生に排卵する卵子の数です。

Q5 子宮はどれくらいまで大きくなれるの？

A　子宮の大きさは、高さ約7cm、幅約4cmです。ところが妊娠すると、長さ30cm、幅25cmほどの大きさにまで広がります。これは、子宮壁が伸縮可能な組織でできているからです。

子宮壁は**外膜、筋層、内膜**の3層から成り立っています。外膜は胸膜や心膜のように、臓器の表面を覆う漿膜です。中央の筋層は、内縦、中輪、外縦という3層の**平滑筋**で構成されています。分娩の際には、これらの平滑筋が律動的に収縮し、胎児を子宮から押し出します。この筋層に生じる良性腫瘍が**子宮筋腫**です。

最も内側の内膜は、着床した受精卵を育てる部分です。妊娠しない場合は、**増殖期、排卵期、分泌期、月経期**という周期を繰り返します。内膜に似た組織が、内膜とは異なる場所で増殖する疾患を**子宮内膜症**といいます。

MEMO　　　　　　　　**子宮筋腫**

子宮の筋層に発生する良性腫瘍。90%が子宮体部に発生し、腫瘍が大きくなると鉄欠乏性貧血を起こすことがあります。

子宮内膜症

子宮内膜に似た組織が、卵巣や卵管、腹膜、腔、膀胱などに発生する疾患。異常内膜が月経時に出血を起こしますが、体外へ排出されず組織内にたまってしまいます。

Q6 男性生殖器には どのような器官があるの？

A 男性の生殖器は精子をつくる精巣（睾丸）、精子を運ぶ精管、精嚢や前立腺などの付属腺、外生殖器（陰嚢や陰茎）などから構成されています。精巣は陰嚢のなかに納まっています。

精巣は精子をつくる生殖腺であり、アンドロゲン（男性ホルモン）を分泌する内分泌器官でもあります。

精巣からは精路（精巣上体、精管、尿道）が伸び、**精巣上体**（副睾丸）で精子に運動能力と受精能力が与えられます。また、精嚢と前立腺からの分泌液は、どちらも精液の成分になります。

陰茎は尿道を含む外生殖器です。**尿道**は海綿体というスポンジ様の組織で取り囲まれています。性的興奮によって海綿体に血液が流れ込むと、陰茎が勃起して腔への挿入と射精を可能にします。尿道は泌尿器系と生殖器系の両方に属していますが、尿と精子が一緒に通過することはありません。精子が尿道の前立腺部に入ると膀胱の括約筋が収縮し、尿が尿道内に漏れ出ないようにするからです。

9

生殖器系

Q7 陰嚢にはなぜたくさんのしわがあるの？

A 陰嚢は内部で2つに分かれ、1対の精巣が入っています。身体の中央部で両足の間からぶら下がっており、表面にはたくさんのシワがあります。これらは、どちらも精巣のコンディションを良好に保つための仕組みです。

精巣はもともとは腹部の臓器です。胎児の頃はまだ精巣は体内にあり、腹腔内では女性の卵巣と同じくらいの高さに位置しています。あと1か月で出生という頃になると、次第に精巣が体内から陰嚢内へと下降してきます。そして最終的に、体外につり下げられた状態になります。これは精巣の温度を、精子を作るのに最も適した32℃前後に保つためです。陰嚢にたくさんのしわがあるのも、精子をつくるのに最適な温度に精巣を保つためです。暑い季節にはシワを延ばして表面積を大きくし、熱を外に逃がします。また、寒い季節には収縮して精巣を身体に近づけ、内部を保温するという仕組みがつくられているのです。

なお、出生前に精巣が下降せずに腹腔内にとどまった状態のことを**停留睾丸**（停留精巣）といいます。停留睾丸では精巣の温度が高く保たれるため、精子の産生が十分に行えず、不妊の原因になります。

Q8 精子はどのようにつくられるの？

A 精子はオタマジャクシにそっくりなかたちで、頭部、中部、尾部の3つから成り立っています。頭部の膨らんだ部

分には遺伝情報のDNAを含む核があります。中部には、精子の運動に必要なエネルギー（ATP）をつくり出す**ミトコンドリア**がたくさん詰まっており、細い尾部を動かして移動していきます。

精子がつくられるのは、精巣のなかにミカンの房のようなかたちで納まっている**精細管**という部分です。卵子と同じように、原始生殖細胞である精細胞が分裂して精子になります。卵細胞は分裂しても１つの卵子しか成熟しないのに対し、精子は分裂した細胞がほぼすべて成熟した精子になるという特徴があります。

こうしてつくられた精子は、精細管内にある**セルトリ細胞**に頭部を埋めています。そして、セルトリ細胞が収縮することで精子が放出され、精巣上体に到着すると、ここを３週間かけて通過しながら運動性を獲得します。

受精と妊娠

Q9 射精はどのように行われるの？

A 精子は精巣上体を約３週間かけて通過します。一時的に精巣上体に精子をためておくこともできます。男性が性的刺激を受けると、精巣上体の壁が収縮し、たまっていた精子が精管へと送り出されます。精管は精嚢管と合流し、射精管になって前立腺を貫き、尿道へと開口します。すなわちこの間に、精嚢、前立腺、尿道の分泌物が精子に混じることになります。分泌物と精子が混ざり合ったものが**精液**です。精液は精子の運動に必要な栄養素を補給したり、精子の運動性を高める役割があります。

射精とは精液を射出することで、その過程は2段階あります。第1段階は精管から射精管を通って尿道に至るまでです。精管をつくっている厚い平滑筋層が波打つように収縮し、精子を急速に尿道へと送り出します。こうした反射を支配しているのは交感神経です。第2段階は尿道から体外に出るまでで、体性運動神経が支配する脊髄反射によって射精が行われます。

精子は、アルカリ性の精嚢液（80％）と酸性の前立腺液（20％）の混合液である精液に包まれて腟内に放出されます。

MEMO　　　　　　　　　**精液**

1回の射精による精液の量は2〜5mLで、個人差があります。精液1mL中には5,000万〜1億個の精子が含まれています。

Q10 精子と卵子はどのように出合うの？

Ａ　　腟はpH4〜5の強い酸性の環境ですから、精子がむき出しのまま放出されると、すぐに死滅します。しかし、精子はpH7〜8の弱アルカリ性の精液に包まれていますので、射精によって酸性の腟内が急速に中和されます。通常、精子がたまる腟上部のpHは、射精後10秒の間にpH7.2にまで上昇します。その間に精子は、子宮頸管に向けて進みます。

子宮頸管まで達した精子は、ここで新たな障壁に出合います。頸管粘液の粘度が高く、精子がいくら尾部で運動しても、なかなか通過できないのです。しかし、頸管粘液の水分量が増加し、粘稠度が低くなる時期が定期的にあります。それが排卵前後の数日です。

子宮頸部を通過した精子は、次に子宮のなかを潮の流れに逆らうように進み、卵管へと向かっていきます。このとき、左右にある卵管のどちらに精子が向かいますが、成熟した卵胞から精子を誘引するような物質が出されている卵管へ向かいます。射精時に2〜3億いた精子は、この段階で200個までに減っています。すなわち、1万分の1の確率です。

　ここで、卵子の様子をみてみましょう。成熟した卵子が排卵されると、卵管の端にあるラッパのような形をした部分が波打つようにし、卵子を卵管内に吸い込みます。そして、卵管の蠕動（ぜんどう）と線毛（せんもう）のリズミカルな動きにより、次第に子宮のほうへ運ばれていきます。

　卵子が子宮に運ばれるまでに要する時間は、3〜4日です。しかし卵子の寿命は短く、排卵後わずか24時間（12〜36時間）で死んでしまうので、卵子と精子の出会いは排卵後短時間にかぎられます。出合う場所は卵管膨大部、出合う精子は2〜3億個のうちの1個です。このように、かぎられた時間と条件がそろってはじめて、卵子と精子が出合い、**受精**します。

MEMO

受精

卵子のもつ遺伝子と精子のもつ遺伝子が結合し、新しい細胞をつくることを受精といいます。

Q11　受精はどのように行われるの？

A　精子が卵子と出合うまでに要する時間は、射精後、30分から1時間です。精子は1分間に約3mmの速度で移動し

ます。

　卵子が卵管に放出されると、特有の化学物質が分泌されて精子を引き寄せます。このとき、精子の数は200個にまで減っていますが、それでもたった1個の卵子と比べれば大群です。これらの精子は、卵子を見つけるといっせいに先端を破裂させ、卵子の膜を破壊する酵素を放出します。

　やがて卵子の膜の一部が破壊されるとともに、1個の精子だけが、するりと卵子の中に滑り込みます。ここの段階に至れば、ほかの精子が入り込むことはありません。ここで受精が成立します。

Q12 受精した卵子はどうなるの？

Ａ　卵子と精子が出合ってから受精が完了するまでには、24時間ほどの時間がかかります。受精が完了すると新たな細胞核がつくられ、ただちに分裂が始まります。

　受精卵が分裂することを卵割といいます。受精の翌日には2細胞、3日目には8細胞になり、4日目には16細胞まで進みます。16細胞の時期は、ちょうど形が桑の実に似ているため桑実胚ともいいます。5日目には胚盤胞（胞胚）というかたちになり、子宮に到着します。この胚盤胞の外側の細胞層である合胞体栄養細胞が、子宮内膜の表層細胞を壊し、中にもぐり込んで行きます。

　この時期の子宮内膜は、黄体ホルモンの影響でベッドのように厚みを増していますので、受精卵が着きやすくなっています。受精卵が子宮内膜に着くことを着床といいます。その後、子宮のなかで受精卵はさらに分裂します。

Q13 受精卵はどのように育つの？

A 受精から出生までの間を胎生期（妊娠期間）といいます。胎生期は胎齢（受精後）2週までの胚子期、胎齢（受精）2週〜7週の胎芽期、8週から出生までの胎児期に分けられます。

胎齢（受精後）2週〜7週は、胎芽の状態です。この頃は、胎児の主要な器官の形が大まかにつくられる大切な時期で、薬物や放射線、喫煙、飲酒などの外部からの刺激が器官の形成に大きな影響を及ぼします。妊娠初期に0.2mmほどしかなかった胚は、胎齢8週には30cmにまで成長します。

Q14 いつから胎児とよばれるようになるの？

A 胎芽は胎齢8週間で一定水準にまで分化します。頭部には目や耳になる部分がつくられ、手や足の指も原型ができ、尾が消失します。この段階から先は分化ではなく成長が主になるので、受精後第8週（胎齢8週）から、胚子は胎児とよばれます。同じ頃、子宮壁にもぐり込んだ胚盤胞の栄養細胞が盛んに増殖し、多数の突起（絨毛）を出して周囲から栄養を吸収するようになります。他方、子宮側も子宮間質の細胞が増殖して脱落膜を形成し、ここに絨毛と胎盤の密接な関係ができ、胎盤が完成します。胎児は母体の血液から栄養分を吸収して成長を続けます。

Q15 胎児はどうやって栄養分を取り込んでいるの？

A 肺で酸素を取り入れ、肝臓で摂取した栄養を代謝することによって、私たちは身体が必要とする物質を得ています。しかし、胎児期は胎盤が肺と肝臓の代役を務めており、これを胎児循環といいます（図9-3）。まず、胎児と母体を結ぶ**臍帯**をみてみましょう。臍帯には**3本の血管**が含まれています。そのうちの2本は細い**動脈**で、残りの1本が太い**静脈**です。動脈には静脈血が流れており、また静脈には動脈血が流れています。

胎盤で母体から酸素や栄養分を取り込んだ臍静脈血の一部は門脈へ、残りの臍静脈血は静脈管を経由して肝臓を通過することなく直接下大静脈へ入り、心臓へ流入します。母体からの血液に含まれる栄養分は、胎児の体内でそのまま使えるように、母体の肝臓で代謝されているので、未熟な胎児の肝臓を通過する必要はありません。

心臓へ向かった血液は、まず**右心房**に入ります。出生後であれば、右心房から右心室に入り、肺動脈を経て肺に送られてガス交換がなされます。しかし、母体から流れ込む血液には、酸素が豊富に含まれているので、胎児はガス交換をする必要がありません。そのため、血液の一部は右心房から**卵円孔**を通って左心房に入り、残りは右心房から右心室へ入り、肺動脈に送られます。肺動脈に入った血液は肺には行かず、動脈管（ボタロー管）を通って大動脈に注ぎます。

MEMO

臍帯

胎盤と胎児のへそをつなぐひも状の器官で、へその緒ともいいます。臍帯血には健康な血球成分の素になる造血幹細胞が豊富に含まれています。

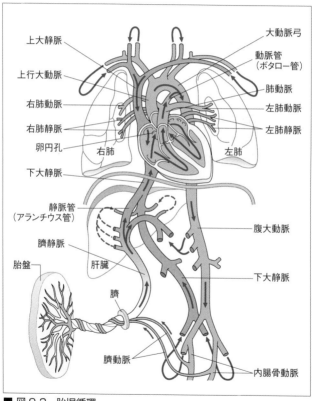

■ 図 9-3　胎児循環

それでは、胎児の身体を循環して酸素が消費された血液はどのようにガス交換されるのでしょう。出生後であれば右心房から右心室に流れ込み、肺動脈を通って肺でガス交換を行うことになります。しかし、胎児の場合は肺が機能していないので、そのまま臍動脈に流れ込み、胎盤に達します。胎盤では絨毛と脱落膜の接するところで、ガス交換や栄養素の摂取が行われ、再び臍静脈へと流れ込むという仕組みになっています。

Q16　胎盤の構造はどうなっているの？

A　胎児に酸素や栄養素を与え、またホルモンを産する胎盤は、妊娠の経過とともに発達し、分娩期には直径20cm、厚さ2～3cm、重さ500gの円盤状になります。胎盤は母体の組織に由来する基底脱落膜と、胎児の組織である絨毛（じゅうもう）が一緒になって構成されており、円盤状の基底脱落膜のなかに絨毛が納まっているかたちをしています。

　基底脱落膜（図9-4）と絨毛の間の空間（絨毛間腔）には絨毛が多数突出しており、そこは酸素と栄養素に富んだ母体血（ぼたいけつ）で満たされています。絨毛には胎児循環と連絡する毛細血管が含まれ、毛細血管と母体血の間は薄い壁で隔てられています。この薄い壁は胎盤関門（たいばんかんもん）とよばれ、水や酸素、二酸化炭素、アミノ酸、グルコース、無機塩などの低分子物質、ホルモン、免疫グロブリンのIgGなどは通過することができますが、母体のタンパク質やウイルス、細菌は通過できない構造になっています。これは、胎児を守る重要な仕組みです。

しかし、アルコールはこの壁を通過することができます。妊娠中にアルコールを飲むと、胎児にまでアルコールが吸収されてしまうので、注意が必要です。

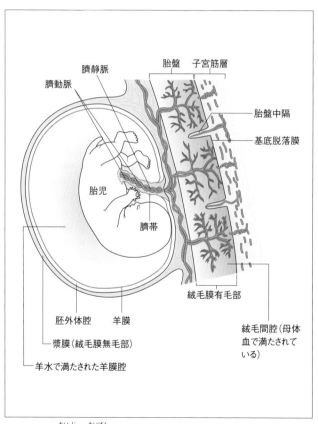

■ 図9-4　胎児と胎盤

Q17 分娩予定日はどのように計算するの？

A 生理学的には、受精卵が子宮内膜に着床してから分娩までの間を妊娠としますが、臨床的には最終月経の初日から分娩までの間を妊娠期間として扱います。これは、実際に受精した日時が特定できないためです。そのため、分娩予定日の計算も、最終月経の初日を基点にして行います。最終月経の初日が1月1日であれば、1月7日は妊娠1週になり、1月10日は妊娠1週3日になります。分娩予定日は妊娠280日（40週0日）に相当します。予定日を簡単に計算する方法は次のとおりです（ネーゲレ概算法）。

最終月経の初日が●月■日の場合

分娩予定日＝（●＋9）月（■＋7）日

*最終月経の初日が3月1日なら、（3＋9）月（1＋7）日になり、分娩予定日は12月8日ということになります。なお、9を加えて13位上になる場合は3を引きます。

Q18 流産と早産の違いはどこにあるの？

A 胎児が分娩予定日よりも早く生まれる場合には流産と早産があります。胎児が子宮外で生存することが可能になる前に出産した場合を流産といい、妊娠22週未満の分娩を指します。これに対し、妊娠22週0日から36週6日までの出産を早産といいます。この時期になると子宮外での生存は可能ですが、体重は2,500gに満たないことが多く、出生時体重が2,500g未満の

場合には**低出生体重児**と呼ばれます。

　妊娠37週0日から41週6日に出産されたものを**正期産**といいます。

Q19 分娩はどのようにして起きるの？

A 　妊娠も31〜34週になると、胎児は頭を下に向けた姿勢をとるようになり、出産の準備が次第に整っていきます。そして40週が近づく頃、胎児の体重は3,000gに達し、いよいよ分娩に向けた準備が始まります。

　まず、胎盤からのプロゲステロンの分泌が弱まると、下垂体前葉からオキシトシンという子宮を収縮させるホルモンが分泌され始めます。オキシトシンが胎盤を刺激すると、プロスタグランジンが放出されます。これらの物質によって子宮の収縮（**陣痛**）がさらに強まります。

　陣痛が始まると、胎児は骨盤内深くに送り込まれます。すると、その圧が母体を刺激し、下垂体からのオキシトシンの分泌がさらに盛んになります。当初は不規則に起きていた子宮の収縮も、収縮を促すホルモンの分泌が盛んになるにつれて規則的になります。この収縮がさらにオキシトシンの分泌を促し、陣痛と陣痛の間隔も短くなってきます。

　このようにして胎児は頭を先頭にして産道へと送り出されます。産道は胎児の頭で押し広げられ、羊膜が破れて羊水が流れ出ます。これを**破水**といいます。分娩開始から子宮頸管が開くまでの間を**開口期**といい、6〜12時間にわたって続きます。頸管が10cmほ

9

生殖器系

どに開いても、すぐには胎児は生まれません。10分程度で腟を通過する場合もありますし、何時間もかかる場合もあります。この時期を**分娩期**といい、胎児が娩出されます。娩出後、引き続き子宮は収縮し、胎盤や臍帯などの胎児付属物が排出されます。この時期を**後産期**といい、10〜30分ほど続きます。

> MEMO　　プロゲステロン（黄体ホルモン）
> 通常は黄体から分泌されますが、妊娠中は胎盤から分泌されます。子宮筋の緊張を低下させて流産を防いだり、視床下部に作用して妊娠中の排卵を抑制する働きがあります。

> MEMO　　オキシトシン
> 子宮の収縮を促したり、乳汁の分泌を促す働きのあるホルモン。

> MEMO　　プロスタグランジン
> 遊離脂肪酸からつくられ、ホルモンに似た働きをします。体内では炎症、痛みなどに関与している生理活性物質です。

Q20　出生したあと、胎児循環はどうなるの？

A　出生を境に、胎児は大きな変化を受け入れます。まず、胎盤を通じて供給されていた酸素が突然停止しするわけですから、新生児は一時的に仮死状態になります。すると、血液中の二酸化炭素の濃度が上昇し、延髄の呼吸中枢が刺激され、初めての呼息が起こり、産声が出ます。こうして第1回目の呼吸が

起こり、次第に肺の肺胞が広がっていくと、**肺循環**が開始されます。

　同時に、肺動脈と大動脈を連絡していた動脈管（ボタロー管）が閉鎖されます。動脈管が開いている状態では、新生児の肺に血液が送られないからです。こうして肺に血液が流れるようになり、呼吸によって肺に取り込まれた空気との間で、外呼吸が行われるようになります。

　また、肝臓に血液を送り込む**門脈**にも血液が流れるようになり、母乳やミルク（人工乳）などを身体で利用できるかたちに変える**代謝**も行えるようになります。

遺伝子の組み合わせによる性の決定

　遺伝子の組み合わせにより、受精卵が将来的にどのような性に分化していくのかが決定します。性の決定にかかわるのは性染色体で、性染色体がXXの場合は女性に、XYの場合は男性になります。それでは、卵子と精子はどのような性染色体をもっているのでしょう。卵子は女性に由来しますので、すべてXという性染色体をもっています。一方の精子は男性に由来しますので、Xという染色体をもつものと、Yという染色体をもつものが半々ということになります。理論的には、XXとXYの組み合わせを持つ受精卵は同じ数になるはずですが、Y染色体は小さくて軽いため、実際にはY染色体をもつ精子のほうが運動性がよく、早く卵子に到達して受精する機会が増えます。そのために女性が100に対して男性は105と、男児の出生のほうが多くなっています。

9

生殖器系

Chapter 10

生体の恒常性

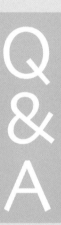

体液の組成

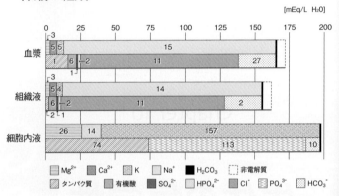

[mEq/L H₂O]

凡例:
- Mg²⁺
- Ca²⁺
- K
- Na⁺
- H₂CO₃
- 非電解質
- タンパク質
- 有機酸
- SO₄²⁻
- HPO₄²⁻
- Cl⁻
- PO₄³⁻
- HCO₃⁻

体液の内訳

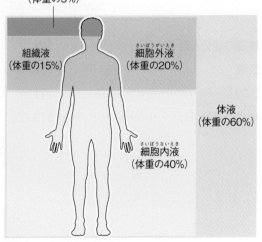

血漿・リンパ液・脳脊髄液
（体重の5%）

組織液
（体重の15%）

細胞外液
（体重の20%）

細胞内液
（体重の40%）

体液
（体重の60%）

血球の分化

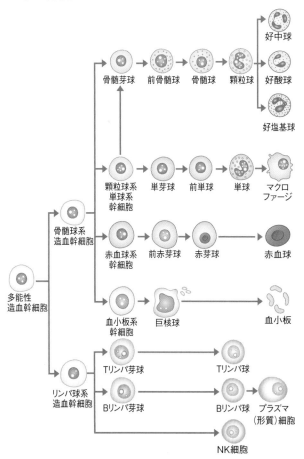

多能性
造血幹細胞

骨髄球系
造血幹細胞

骨髄芽球 → 前骨髄球 → 骨髄球 → 顆粒球

好中球

好酸球

好塩基球

顆粒球系
単球系
幹細胞

単芽球 → 前単球 → 単球 → マクロ
ファージ

赤血球系
幹細胞

前赤芽球 → 赤芽球 → 赤血球

血小板系
幹細胞

巨核球 → 血小板

リンパ球系
造血幹細胞

Tリンパ芽球 → Tリンパ球

Bリンパ芽球 → Bリンパ球 → プラズマ
（形質）細胞

NK細胞

体液の成分と働き

Q1 生体の恒常性って何？

A 　生体の恒常性（ホメオスタシス）は、外界の環境の変化に対し、生体を安定した恒常的な状態に保つ仕組みで、神経系、内分泌系、免疫系の相互作用によって維持されています。生体の恒常性が維持できなくなると疾患に結びつきます。

　生体の恒常性を保つうえで重要な役割を果たしているのが、生体を巡る体液です。体液には組織の代謝を媒介する**血液**、細菌や老廃物を除く**リンパ**などがあります。ヒトの身体にある約37兆個の細胞活動を支える体液の恒常性が保たれてこそ、生体の各組織の恒常性も保たれるのです。**神経系、内分泌系、免疫系**が、恒常性を維持するための司令塔だとすると、**血液やリンパ**などは、第一線に立って働く実働部隊といえます。

　この恒常性を維持するために生体に備わっているのが**フィードバック機構**です。

Q2 フィードバック機構って何？

A 　体内の恒常性を維持するために備わっている連絡網に似た機構が、**フィードバック機構**です。センサーの役割をする**受容器**（レセプター）が環境の変化を感知すると、その情報はすぐに司令塔である調節中枢に伝わり、維持すべき水準（セット

ポイント）が決定されます。そして、その情報はただちに効果器（エフェクター）に伝えられ、調整が行われます。

フィードバック機構は、正常からどれほどずれているかということを感知し、ずれた分だけ効果器を働かせて修正する機能です。修正中も受容器が見張りを続けており、ずれた状態が元に戻るとすぐに、調節中枢に連絡を取ります。修正作業中止の合図を出すのも調節中枢です。

Q3 内部環境と外部環境の違いは？

A 内部環境と外部環境の考え方の基本になるのは、ヒトを含めた多細胞生物にとって、生命の基本が生体を構成する細胞であるということです。

外部環境は細胞の集まりである生体を取り巻く環境のことです。空気、気温、湿度、光、闇、音、静けさというように、私たちはさまざまな環境に取り巻かれ、影響を受けながら生命を維持しています。生体の外にある環境ですから、これらを**外部環境**といいます。

内部環境は、生体を構成している37兆個の細胞の一つひとつを取り巻く環境のことです。生体は、酸素や栄養素を外部から取り入れ、血液などの体液を通じて全身の細胞に送り届けています。そして、細胞の活動で不要になった物質は、同様に体液を通じて排泄されます。すなわち、一つひとつの細胞にとってこれらの液体成分は、細胞の生命維持に直接かかわっている環境なのです。この液体成分は細胞の外にあるため、**細胞外液**（さいぼうがいえき）といいます。そし

て体のなかにある環境という意味で内部環境とよばれます。

Q4 体液とは何を指すの？

A 体液は生体内にある液体成分の総称で、細胞内液と細胞外液から構成されています（図10-1）。細胞内液は、細胞内に含まれる水分のことです。

細胞外液はさらに、管内液と管外液に分けられます。管内液は、管の中を流れる液体で、血管を流れる血漿（血液の液体成分）、リンパ管を流れるリンパ液、脳内を流れる脳脊髄液があります。

管外液は細胞の外にあり、かつ管腔を流れない液体のことです。これを組織液（間質液、組織間液）といいます。組織間液はもともと血液に含まれていた液体成分ですが、毛細血管から染み出し、細胞と細胞の間の組織（組織間隙）にたまったものです。細胞は組織液に浮かんでいる状態ということもできます。

それではなぜ、毛細血管から液体成分が染み出るのでしょう。それは、毛細血管壁を通して、血液と組織液の間で物質交換が行われるためです。組織液と細胞の間でも、細胞膜をとおして物質交換が行われています。こうして組織液が仲介者になることにより、細胞に酸素や栄養素を届けたり、細胞から老廃物を回収することが可能になるのです。

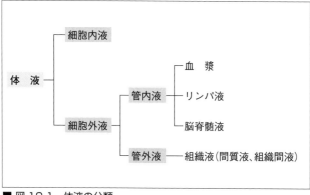

■ 図 10-1　体液の分類

Q5 体液の量はどれくらい？

A 　ヒトの体重の約60％は水で占められています。体重60kgであれば、体液の量は約36Lになります。その内訳は、細胞内液が40％、細胞外液が20％です。細胞外液の内訳をみてみると、組織液（間質液、組織間液）が15％、血漿が4％、リンパや脳脊髄液が1％となっています（→p.286、体液の内訳参照）。

体液量は性別によっても異なり、女性は体重の55％と、男性に比べて少なくなります。また、年齢によっても変化します。乳児は体重の約75％、成人は体重の約60％が体液ですが、高齢になるにつれてその割合は成人より低くなっていきます。

10

生体の恒常性

Q6 なぜ生体には水が必要なの？

A 生体にとって水が必要な理由は多くありますが、その
どれもが、体内の環境を一定に保つこと（恒常性の維持）
に関連しています。

まず、水はたくさんの物質を溶かすことができるため、化学反
応を行う環境として好都合です。栄養素、老廃物、酸素、二酸化
炭素、電解質などを溶かし込み、これらの物質が体内を循環した
り、体外に排出できるようにします。水のもつこの働きを溶媒と
いいます。水は、多くの物質を溶け込ませて体内を巡り、さまざ
まな物質を受け渡すことで、体内環境を一定に保っています。

この現象には比熱が大きいという水の性質がかかわっていま
す。比熱とは、1gの物質の温度を1℃上昇させるために必要な
熱量のことです。比熱が大きいということは、温度を上げるため
に多くのエネルギーが必要だということになります。もし水の比
熱が小さいと、外気温の上昇とともに体内の水分の温度も上がっ
てしまいます。その結果、体内のタンパク質が凝固し、死に至っ
てしまいます。水の比熱が大きいために、外界から熱が加わって
も体温を一定に保つ働きをしているのです。

また水は、体内の熱を体外に放散するときにも役立っていま
す。液体が蒸気になるときに必要な熱量を気化熱といいますが、
水は1gあたり0.536kcalと大きな気化熱を必要とします。このた
め、体表面から汗として水分が蒸発するとき、効率よく熱を下げ
ることができるのです。

Q7 体液の量はどこで調節されているの？

A 　成人が1日に摂取する水分量は、約2,500mLです。その内訳は、飲料水1,500mL、食物中の水分800mL、そして摂取した食物中の栄養素が酸化されるときに生じる水分（代謝水）が200mLです（図10-2）。

　排泄される水分も約2,500mLです。その内訳は、尿1,500mL、便200mL、不感蒸泄700mL、汗100mLです。このように、水分出納の収支のバランスがとれていれば、体内での活動は円滑に行われます。しかし、発汗、発熱、下痢、嘔吐などによって体内水分量が減ると、脱水を引き起こします。

　体内の水分量を調節している器官の1つが腎臓です。糸球体からボウマン嚢を通過する水分量は1日に約160Lに達しますが、実際に尿として排泄される量は1,000～1,500mLです。すなわち、糸球体濾過量の99％が再吸収されています。

摂取水分量（mL）		排泄水分量（mL）	
飲料水	1,500	尿	1,500
食物水分	800	便	200
代謝水	200	不感蒸泄	700
		汗	100
合計	2,500	合計	2,500

（左右の合計は＝で結ばれている）

■ 図10-2　1日の水分出納量

10
生体の恒常性

再吸収は尿細管で行われ、その指令を出しているのが視床下部です。視床下部の浸透圧受容体が細胞外液の不足をキャッチすると、下垂体後葉から抗利尿ホルモン〔ADH（バゾプレシン）〕が分泌されます。体内水分量が減少するとADHの分泌量は増え、尿細管での水分の再吸収を促します。また、体内水分量が増えすぎると分泌が減り、尿細管での水分の再吸収が抑えられます（→p.185、Step up COLUMN 参照）。

　視床下部はもう1つ、のどが渇いたから、水を飲みなさいという指令も出します。

MEMO　　　　　　　　　　　**脱水**

発汗、発熱、下痢、嘔吐などによって水分が失われると、末梢神経の不全によって手足が冷たくなり、顔面蒼白、痙攣、嘔吐などの症状が現れます。進行すると生命をも脅かします。

Q8 体液にはどんなものが含まれているの？

A　体液成分は細胞内液と細胞外液とでは異なりますし、管内液と組織液とでも異なります。さらに、管内液のなかでも血漿とほかの液体では成分が異なります。しかし、そのどれにも共通して含まれているのが電解質で、生体の恒常性を一定に保つために重要な働きをしています。なお、生体の恒常性の維持には血清タンパク質も大きな働きをしています。ここでは、電解質についてみてみましょう。

　電解質は体液に含まれているさまざまな成分のうち、水に溶け

たときに電離し、正（＋）、または負（－）に荷電してイオンになる物質のことです。**細胞外液にはナトリウムイオン（Na⁺）が最も多く**、そのほか炭酸水素イオン（HCO_3^-）、**カリウムイオンK⁺**、カルシウムイオン（Ca^{2+}）、マグネシウムイオン（Mg^{2+}）、塩素イオン（Cl^-）などが含まれています。

細胞内液にはカリウムイオンK⁺が最も多く、そのほかマグネシウムイオン（Mg^{2+}）、ナトリウムイオン（Na^+）などが含まれています。主な電解質の特徴は次のとおりです。

◎カルシウム

99％がリンと結合して骨や歯に存在し、1％は血液中にあります。血中のカルシウム濃度は常に4.5～5.6mEq/Lに維持されています。

◎ナトリウム

細胞外液成分として細胞外液量や浸透圧を調節する役割を果たしています。

◎塩素（クロール）

細胞外液成分として浸透圧を調節する役割を果たしています。

◎カリウム

細胞内液に多く含まれており、細胞内液の浸透圧やpHを調節しています。

◎リン

85％は骨や歯に存在し、浸透圧やpHの調整を行います。

◎マグネシウム

50～60％は骨の成分として存在し、神経や筋の機能維持を行っています。

これらの電解質は、体液の分布を調節して一定に保つだけでなく、体液の浸透圧平衡や酸塩基平衡を保ち、神経や筋の反応を正常に保つ働きをしています。

MEMO　　　　　　　　　　　浸透圧平衡

体液の浸透圧を一定に保つことを浸透圧平衡といいます。脱水によって体内から水分が失われると、体液は濃縮されて浸透圧が上昇します。浸透圧が上昇すると、腎臓の尿細管での尿の再吸収量が増加し、体液が増えて浸透圧は一定に保たれます。

Q9　浸透圧って何？

A　細胞膜や毛細血管壁、尿細管壁などは、半透膜としての性質をもっています。すなわち、水分、無機塩、アミノ酸、単糖などの低分子物質は自由に通過できるのですが、タンパク質などの高分子物質は通過できない性質です。

　液体に溶けている物質は、半透膜を挟んで濃度の低いほうから濃度の高いほうへ移動する性質があります。そのため、半透膜を挟んで2種類の濃度の液体が存在すると、低分子物質は高濃度のほうへ移動し、両方が同じ濃度になります。このとき、濃度の低いほうから高いほうへ向かって低分子物質が移動するために圧がかかります。これを浸透圧といいます。この浸透圧が正常範囲からずれると、さまざまな重篤な症状が出ますので、浸透圧は厳密に制御されています。

Q10 体液のpH（水素イオン濃度）は どれくらい？

A 　血液やリンパ液などの体液はすべて弱アルカリ性（pH7.40±0.05）に保たれています。pHが7.40±0.05と非常に狭い範囲で保たれているのは、この範囲内でしか全身の細胞が機能を発揮できないからです。

　pHが7.40以下になった状態を**アシドーシス**、7.40以上になった状態を**アルカローシス**といいます（**表10-1**）。アシドーシス、アルカローシスにはそれぞれ、呼吸不全が原因で起こる呼吸性のもの、腎臓や消化器の障害による代謝性のものがあります。

　アシドーシスになると、浅く不規則な呼吸、血圧の低下、ショック、不整脈、頭痛、昏睡などの症状が現れます。**アルカローシス**になると、痙攣、不整脈、反射の亢進、しびれ、発汗、意識障害、昏睡などの症状が現れます。

　pHを制御しているのは、呼吸、代謝などです。体液のpHが正常範囲からずれると、肺でのガス交換による調整、腎臓での再吸収による調整、胃や腸での吸収による調整が行われ、pHを一定に保つようにしています。

10
生体の恒常性

■ 表10-1　酸塩基平衡の障害

	アシドーシス		アルカローシス	
	代謝性	呼吸性	代謝性	呼吸性
pH	↓（7.40以下になる）		↑（7.40以上になる）	
$PaCO_2$ （二酸化炭素）	→	↑	→	↓
HCO_3^- （炭酸水素イオン）	↓	↑	↑	↓

MEMO
呼吸性アシドーシス

換気不全によって二酸化炭素（CO_2）が体内に蓄積された状態。急性呼吸器不全、慢性呼吸器疾患などで生じます。末梢血管の拡張、交感神経の刺激があるため、発汗、皮膚の発赤、心拍数の増加、不安、失見当識、混迷などの症状が出ます。

MEMO
代謝性アシドーシス

糖尿病など腎機能不全などにより、炭酸水素イオン（HCO_3^-）が低下した状態。インスリン不足があると糖の不完全燃焼を起こし、ケトン体が蓄積されるなどで起きる場合もあります。

MEMO
呼吸性アルカローシス

過換気によって二酸化炭素が過度に体外に排出され、血液の二酸化炭素分圧が低下した状態。発熱やパニック障害などによって起きる過換気症候群によって生じます。

MEMO
代謝性アルカローシス

胃液の嘔吐によって胃酸が減少すると生じます。

血液

Q11 血液の成分は何？

A 血液は赤血球や白血球などの細胞（血球成分）と、血漿成分で構成されています（図10-3）。

試験管に入れた血液を遠心分離機にかけると、固形成分である血球が下に沈み、血漿が上澄みとして分離されます。比率は、固形成分が45％、液体成分が55％です。固形成分の99％以上は赤血球で、白血球と血小板は固形成分の1％以下です。血液に対する赤血球の割合をヘマトクリット値といい、基準値は40〜45％です。

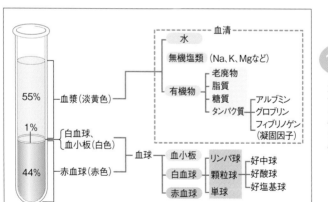

■ 図10-3　血液の構成成分

血漿は血清とフィブリノゲンから構成されています。血清には、アルブミン、グロブリンなどのタンパク質をはじめ、種々の**電解質**、アミノ酸や**グルコース**などの栄養素、尿素や**クレアチニン**などの老廃物などが含まれています。フィブリノゲンは線維素原ともいい、フィブリンに変化して血液を凝固させます。

MEMO　　**血清タンパク質**

アルブミン、グロブリン（α、β、γの3種）、マクログロブリン、そのほか約80種類のタンパク質を血清タンパク質といいます。

MEMO　　**アルブミン**

分子量が最も小さな血清タンパク質で、血液の浸透圧を維持するうえで重要な役割を果たします。

MEMO　　**グロブリン**

αグロブリンとβグロブリンは血液中の脂質や鉄、ホルモンなどの輸送にかかわります。リンパ球でつくられるγグロブリンは抗体であり、免疫機能にかかわります。

血液はどんな仕事を
しているの？

A　　血液には① 運搬作用、② 調節作用、③ 生体防御作用の
　　3つの働きがあります。
① 運搬作用：酸素、二酸化炭素、栄養素、ホルモン、老廃物など
　を運搬します。
② 調節作用：酸・塩基平衡、血圧、体温などを調節します。
③ 生体防御作用：免疫システムによるもの、凝固因子によるもの
　などがあり、身体を防御します。

赤血球はなぜ中央が
くぼんでいるの？

A　　赤血球は円盤状で、両側の中央が白玉だんごのように
　　くぼんでいます。赤血球の役割は、呼吸によって肺胞から
取り入れた酸素と結びつき、血液の流れに乗って全身の細胞に酸
素を届けることです（Q12、①運搬作用がこれにあたります）。そ
のためには、できるだけ表面積を大きくして大量の酸素と結びつ
き、ガス交換を効率よく行う必要があります。赤血球のくぼみは、
同じ体積のまま、表面積を大きくするための工夫なのです。

　赤血球に特有のくぼんだ形は、造血の分化段階で核とミトコン
ドリアを失った結果できたものです。核がないため代謝が極度に
押さえられ、自身は酸素を消費することなく、大量の酸素を運べ
るようになっています。また、核がないので折れ曲がることも可
能になり、細い血管を通り抜けたり、血管から組織へ容易に抜け

出やすくなっています。

Q14 赤血球の寿命はどれくらい？

A 　赤血球の寿命は約120日です。老化した赤血球は脾臓で破壊されます。これを溶血といいます。赤血球の成分はマクロファージによって処理されるのですが、このとき、すべてが廃棄物になってしまうのではなく、かなりの部分が再利用されます。

　赤血球に含まれるヘモグロビンは、ヘムとグロビンに分解されます。ヘムの一部はさらに分解され、中に含まれる鉄が血清タンパク質と結合して骨髄に運ばれ、赤血球に再利用されます。

　ほかの多くのヘムは門脈を通って肝臓に運ばれ、ビリルビンに変換されて胆汁色素として働きます（→p.150、Q3参照）。グロビンの多くはそのまま再利用されます。

MEMO　　　　　**溶　血**

赤血球の膜が破壊され、赤血球の成分が血球の外に流出する現象。赤血球の老化だけでなく、採血時の急激な陰圧や不適合輸血などでも溶血が起こります。

MEMO　　　　　**マクロファージ**

血液中の単球が血管内から出るとマクロファージになります。細菌、ウイルスに感染した細胞、腫瘍細胞などを食べてしまうので貪食細胞ともよばれます。

Q15 白血球にはどんな役割があるの?

A 　白血球は侵入する微生物から生体を守る自衛軍の兵隊です。非自己である微生物を感知し、血流に乗って異常が起きている現場に駆けつけます。移動する範囲は血液中だけではありません。アメーバのように自由に形を変化させ、血管内皮細胞の隙間もするりと抜けて組織で移動します。

　白血球は体内に侵入した微生物を見つけると、微生物を外側から包み込んで自身の細胞内に取り込む方法で退治します。細胞が微生物を食べたり、飲み込んだりするように見えるため、貪食作用、食作用などといいます。

　白血球は感染などが起こると、白血球を増やす因子により数が増える仕組みになっています。すなわち、血液検査によって白血球の数が基準値を上回っている場合は、生体のどこかに細菌による炎症などが起きていると確定できます。

Q16 白血球にはどんな種類があるの?

A 　白血球にはさまざまな種類があります。それぞれ名前がついていますので、命名の意味を理解しながら確認していきましょう。

　まず、細胞の中に顆粒をもつ顆粒球と、顆粒をもたない細胞に分類できます。顆粒球には、好中球、好酸球、好塩基球という3つの種類があります。これはそれぞれ、色素に染まらない白血球、

酸性の色素に染まる白血球、塩基性の色素に染まる白血球という意味の名称です。

最も数が多いのが好中球で、白血球の50～70％存在します。好酸球はアレルギー反応を引き起こし、また、顆粒の作用で攻撃します。好塩基球は、顆粒内のヒスタミンやヘパリンなどによってアナフィラキシー、じんま疹、気管支喘息などのアレルギー反応を引き起こしますが、血管内での血液凝固を防ぐという役割もあります。

小さな顆粒を少量もつ白血球には**リンパ球**と**単球**があります。リンパ球には、Tリンパ球とBリンパ球、NK細胞があり、お互いに協力しながら異物と戦います。単球は組織の中に入ると**マクロファージ**になり、貪食作用を行います。また、抗原情報をリンパ球に伝えるという役目もあります。免疫の詳しい秩序はChapter 11を参照してください。

MEMO　　　　　**白血球の寿命**

リンパ球の寿命は数年間と長く、好中球は約10時間と短い。白血球は老化すると肝臓や脾臓で破壊されます。

Q17 出血はどのようにして止まるの？

A 　血管が損傷されたとき、いち早く止血にかかわるのが**血小板**です。血小板は2～3μmの小さな細胞断片で、1μLあたり15～30万個存在します。血小板がどのように止血するのか、その仕組みをみてみましょう（**図10-4**）。

血管壁が損傷すると、血小板が膠原線維（コラーゲン）に触れて活性化した状態に変化します。そして、損傷された血管壁の部分に血小板が集まります。これを血小板粘着といいます。さらに、血小板が互いに接着して塊（血栓）になります。これを血小板凝集といいます。傷口の上には血小板が次々と積み重なっていきます。凝集した血小板からはセロトニンが放出され、出血を最小限にとどめるために血管を収縮させます。この段階で、ひとまず血管壁の傷口はふさがります。この応急処置を一次止血といいます。

　応急処置のままでは、血流の圧によって傷口は再び開いてしま

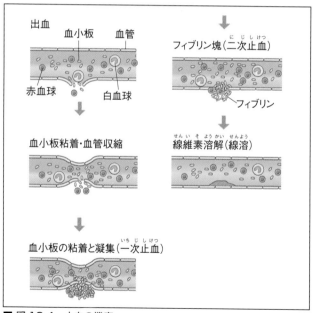

■ 図10-4　止血の機序

う危険があります。そこで、止血の第2段階である**二次止血**がスタートします。

　血小板や破壊された組織からは組織因子が放出され、トロンボプラスチンは血液凝固因子であるプロトロンビンを活性化し、トロンビンに変えます。トロンビンは血漿の中に存在している可溶性のフィブリノゲンを、不溶性のフィブリンに変化させます。すなわち、それまで水に溶けていたものを、水に溶けない物質に変化させるのです。

　フィブリンは細長い線維状の分子で、たくさん集まることで網目構造をつくります。この網目に赤血球が引っかかって塊（凝血塊）ができ、それが傷口を覆うと二次止血が完了します。

　血液が固まって二次止血が終わるまでに要する時間は、2〜6分程度です。

MEMO　　**プロトロンビン時間**

外因性凝固機能が正常であるかどうかを調べる検査。血漿成分に試薬を入れ、凝固するまでの時間を計ります。基準値は10〜13秒で、延長している場合は止血機能が低下しています。

Q18　血液型にはどんな種類があるの？

A　血液型は赤血球の表面にある抗原の種類によって区別される血液の型のことです。輸血を行うときに重要な血液型はABO式とRh式です。

　ABO式血液型は、AとBという2種類の抗原によって分類する

方式です。赤血球の表面にA抗原をもち、β凝集素をもつ場合はA型、B抗原をもち、α凝集素をもつ場合B型、A抗原とB抗原の両方をもち、α、β凝集素をもたない場合はAB型、どちらの抗原ももたず、α、β凝集素をもつ場合はO型です。

　Rh式血液型は、赤血球表面にRh抗原をもっている場合はRh（＋）型、もたない場合はRh（－）型です。血液型がRh（－）型の場合、輸血時や妊娠時に影響が現れます。白人では約15％にRh（－）型がみられますが、日本人では約0.5％です。

MEMO　　　　　　　**抗原と抗体**

生体に侵入した細菌、ウイルス、真菌（カビ）、微生物などの異物に結合する物質のことを抗体といいます。抗体は鍵と鍵穴のように、異物に特異的に結合する性質があります。この抗体を産生するきっかけになる異物を、抗原といいます。

Q19 異なる血液型を輸血してはいけないのはなぜ？

A　　　輸血できる血液型は、本人の血液型と同じ血液型か、輸血しても異常反応が現れない血液型にかぎられます。たとえば、同一血液型の血液が得られない緊急時には、A型、B型の場合、O型の血液を輸血することが可能です。また、AB型の人は、すべての血液型の血液を輸血することができます。しかしO型の場合は、O型の血液しか輸血を受けられません。これは、なぜなのでしょう。

　ABO式の血液型はA型、B型という2つの抗原によって分類さ

れていると、Q18で記しました。この抗原は**凝集原**ともいい、凝集する性質をもっています。

一方、血清のなかには、**凝集原**を凝集させる物質が含まれています。これを**凝集素（抗体）**といいます。A型の血清には、B型の凝集原と反応して血球を凝集させる凝集素があり、これを抗B（β）凝集素といいます。同様に、B型の血清にはA型の凝集原と反応して血球を凝集させる凝集素があり、これを抗A（α）凝集素といいます。O型には両方の凝集素があり、AB型にはどちらもありません。

A型の血液をB型の人に輸血したと想定してみましょう。B型の人の血清中には抗A（α）凝集素がありますので、A型の凝集原と反応して血球が凝集してしまいます。同様に、輸血したA型の血液の血清中には抗B（β）凝集素がありますので、B型の凝集原と反応して血球が凝集してしまいます。すなわち、2つの方向から血液を凝集させてしまうのです。AB型の人にすべての血液型の血液を輸血できるのは、凝集素が全くないからです。O型の人にほかの血液型の血液を輸血できないのは、A型とB型の双方の凝集素を持っているためです（**表10-2**）。

■ 表10-2　ABO式血液型と輸血（○は輸血可能、×は輸血不可）

		受血者の血液型			
		A	B	AB	O
血液型（輸血者）	A	○	×	○	×
	B	×	○	○	×
	AB	×	×	○	×
	O	○	○	○	○

なお、実際の臨床現場においては輸血者の血液型と受血者の血液型は同一のものを使用し、また、血清中に不規則抗体がないことを確認して行っています。

Rh（－）型への輸血の注意点

　Rh（－）の人にRh（＋）の血液を輸血してしまうと、どうなる
でしょう。Rh（－）の人は、もともとRh因子をもっていません
ので、輸血された血液のRh因子を抗原とした抗Rh凝集素という
抗体がつくられます。輸血が1回ですめば何の問題も起きないの
ですが、もう一度輸血しなければならないとき、問題になります。
Rh（－）の人にRh（＋）の血液を再輸血すると、ただちに血球の
凝集や溶血などの反応が現れ、命にかかわるからです。

　こうした反応は、輸血だけでなく妊娠時にも現れることがあり
ます。たとえば、男性がRh（＋）で、女性がRh（－）という組
み合わせで妊娠が成立すると、胎児がRh（＋）の血液型になるこ
とがあります。分娩時、胎児のRh（＋）の血液が母親にも流れ込
むことがあり、この時、母体内では抗Rh凝集素（抗体）がつくら
れます。

　1回目の妊娠ではつくられる抗Rh凝集素が少ないので、胎児に
移行する心配はありません。しかし、2回目の妊娠では母体内の抗
Rh凝集素が胎児に移行し、胎児内でRh因子と結びついて赤血球
の溶血を引き起こします。その結果、重症新生児黄疸、全身浮腫な
どをまねくことがあります。現在では、1回目の出産の後に抗Rh
の抗体である免疫グロブリンを注射することで、こうした発症を
防ぐことができます。

10 生体の恒常性

Q20 血球はどこでつくられるの？

A 赤血球、白血球、血小板などの血球を産生しているのは骨髄です。

骨髄は骨の中心部の**骨髄腔**にある軟らかい組織で、造血が盛んに行われている**赤色骨髄**と、造血をやめて脂肪組織に置き換えられた**黄色骨髄**があります。黄色骨髄には通常は造血能力はありませんが、大量出血などによって急いで造血する必要がある場合、赤色骨髄に変わるという特徴があります。

新生児は全身の骨髄で造血を行っていますが、成人では造血の場所は椎骨、胸骨、肋骨などにかぎられるようになります。

赤色骨髄には、血液細胞の元になる**造血幹細胞**があります。造血幹細胞は赤血球、白血球、血小板、リンパ球など、すべての血球に分化できる能力をもつ細胞です。造血幹細胞は何段階かの過程を経て、さまざまな血球へと分化していきます。

骨髄には**類洞血管**というやや太い毛細血管が走り、骨髄中心部の静脈を経て骨の外の血管につながっています。類洞血管壁にはたくさんの穴が空いており、つくられたばかりの血球はこの穴を通って血液中に入り込みます。

骨髄の造血能力が何らかの原因で低下した場合、**肝臓や脾臓**で代償的に造血が行われます。これを**髄外造血**といいます。骨髄の幹細胞に異常が起きると、再生不良性貧血や白血病などが引き起こされます。

MEMO　再生不良性貧血

赤血球、白血球、血小板などの産生が減少する疾患。赤血球産生のために貧血が起きたり、白血球数減少のために感染しやすくなったり、血小板数減少によって出血が止まりにくくなります。

MEMO　白血病

骨髄の造血幹細胞に異常が起こり、未成熟な白血球などが無制限につくられる疾患。血液の癌ともいわれます。骨髄性白血病とリンパ性白血病などがあり、それぞれ急性、慢性があります。

リンパ

Q21　リンパってどういうもの？

A　　リンパはリンパ液とリンパ球から構成されています。
組織間液は毛細血管から染み出たものですが、一部は静脈系に再吸収されず**組織間隙**に残っています。この組織液には、細菌やウイルス、異物などが含まれることもあります。組織間隙に組織液が残り続けると、組織液は徐々に汚れていくだけでなく、生体は感染の危険にさらされ続けなければなりません。

　毛細リンパ管は静脈に沿ってレース編みのように張り巡らされている、もう1つの循環系です。静脈が上水道だとすれば、リンパ管は下水道に相当します。リンパ管は細菌やウイルス、異物などを、余分にある組織液ごと吸収してしまうのです。このようにしてリンパ管に吸収された液体成分がリンパ液です。毛細リンパ

管が吸収する組織液は、組織液全体の10％です。

Q22 リンパはどこを流れているの？

Ａ 生体には静脈に沿うようなかたちで毛細リンパ管が張り巡らされています。流れは一方向で常に心臓に向かい、リンパ管周囲の筋肉の運動によってゆっくりと流れます。毛細リンパ管はやがて集まって**毛細リンパ管網**をつくり、それが集合して**リンパ管**になります（p.85参照）。リンパ管は逆流防止のために多くの弁をもち、とくに太いリンパ管は、弁の部分がふくらんで数珠のように見えます。

リンパ管はリンパ節を経由しながら合流し、最終的に**リンパ本幹**になって静脈（鎖骨下静脈と内頸静脈の合流部）に注いでいます。

リンパ節にはリンパ球が存在し、微生物に対する抗体を産生し、生体防御を行っています。

Q23 リンパ節の果たす役割は何？

Ａ リンパ節はリンパの流れに沿って全身に300～700個もあり、リンパ管はリンパ節に入ります。リンパ節に入るリンパ管を**輸入リンパ管**、出て行くリンパ管を**輸出リンパ管**といいます。

リンパ節には抗原提示を行う樹状細胞も存在し、情報をリンパ球に伝えています。

体温の維持

Q24 なぜ体温を一定に保つ必要があるの？

A　ヒトは恒温動物なので健康であれば、－30℃の寒波に襲われても、40℃の熱波にさらされても、体温はほとんど変わりません。なぜ、体温は一定に保たれる必要があるのでしょうか。

それは、生命を維持するために絶えず行われている化学反応に関係します。体内では摂取した食物を、身体に必要な栄養素に分解したり、細胞が活動する時に必要なエネルギーに転換するなど、休みなく化学反応が行われています。その際、触媒としての役割を果たすのが酵素です。酵素は大変な働き者なのですが、力を発揮できる条件の範囲がとても狭いという特徴があります。

たとえば、酵素が触媒になって起こる反応の速度（酵素触媒反応速度）は、温度が増すにつれて増大します。多くの生物学的反応速度は、温度が10℃高くなると2倍の速度になります。しかし、温度が上昇しすぎると、反応速度が遅くなります。酵素はタンパク質なので、60℃を超えると熱変性を起こすからです。逆に、温度が10℃下がると酵素触媒反応速度は1/2の速さになります。すなわちある一定の温度を超えた場合、または、ある温度以下の場合、ともに酵素の働きが悪くなるのです（図10-5）。

そこで、体温を一定に保つ必要性が出てきます。酵素が最も活性化されるのは37℃のときで、これを至適温度といいます。酵素がいちばん働きやすい環境をつくり出すため、体温はホメオスタシスによって一定に保たれています。

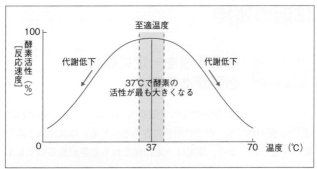

■ 図 10-5　酵素触媒反応速度に及ぼす温度の効果

MEMO

触媒

化学反応のときにほかの物質の仲立ちになり、反応を早める物質を触媒といいます。触媒そのものは反応の前後で変化しません。

A 　寒いときに手袋をしないで外に長くいると、手の温度は20℃前後にまで下がることがあります。また、腋窩で体温を測るときに脇を開いて外気にさらしていては、いくら体温計をきちんと挟んでも、なかなか体温は上がりません。このように、生体の温度は外気によっても、姿勢によっても変化します。恒温動物といっても、体のすべての部位が常に同じ温度ではないのです（図10-6）。

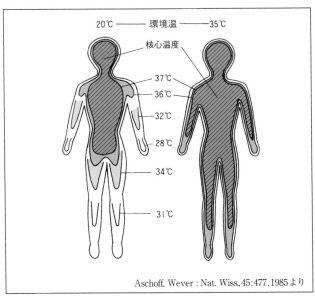

Aschoff, Wever : Nat. Wiss., 45:477, 1985 より

■ 図10-6　温度分布図

体温は、身体の表面に近い部分と内側では異なります。脳、肝臓、腎臓、消化器などの臓器は常に働いているため、代謝が盛んであり、熱の産生量も多くなります。これらの部位で測定される体温を**深部（核心）温度**といいます。実際に体内臓器の温度を常時計測するのは不可能ですが、最も核心温度に近い直腸の温度は37℃を超えます。

　筋や皮膚は熱の産生量が少ないうえ、熱の放散が簡単に行えるため、比較的低い温度を示します。このため、直腸温と腋窩温は1℃近くの差があります。

　体温を一定に保つというとき、どこの部位の温度が一定になる必要があるのでしょう。それは、さまざまな生命活動の中枢であり、ホメオスタシスの司令塔でもある脳です。外気温が20℃でも、35℃でも、脳内の温度は37℃に保たれています。脳の温度が33℃以下に下がると低体温として意識が失われ、42℃以上では高体温として脳の障害が起こることがあります。

MEMO 　　　　　　**計測部位による体温**

　計測を行う部位による温度は、直腸＞口腔＞腋窩になります。
　平均的な体温は深部体温である直腸が37.2℃、口腔が36.8℃、腋窩が36.4℃です。

Q26 体温はどのようにして保たれているの？

　体温調節を行うのは、間脳にある視床下部です。視床下部には体温調節中枢があり、視床下部を流れる血液の温

度変化に反応して体温を制御しています。また、皮膚にある温度受容器（温点・冷点）で感知された情報も、感覚神経によって体温調節中枢に伝えられます。

体温調節の仕組みは、エアコンの自動調節機能に似ています。これらの機器では、ある一定の温度に設定しておくと、外気温の変化に応じて運転の強弱を変え、常に室温が一定に保たれるように調節されます。

体温調節中枢の働きも同様です。体温調節中枢は届けられた情報を検証し、あらかじめ定められている中枢の設定温度（セットポイント）と比較したうえで、体温を下げる、あるいは上げるための指令を出します。体温調節の具体的な方法は、**体内で産生する熱量（産熱量）と体外に放出する熱量（放熱量）**の増減です。これらの調節には、知覚神経、自律神経、アドレナリン、副腎皮質ホルモン、甲状腺ホルモンなど、神経系と内分泌系が相互に影響し合いながらかかわっています。

Q27 寒いときはどんな方法で体温を維持するの？

A 　暖かな部屋から吹雪のなかに足を踏み出したとき、私たちの身体のなかではどのような変化が起きているのでしょう。急に体温よりも寒い環境に置かれたわけですから、視床下部には身体が冷えつつあるぞという情報が送られます。すると、視床下部は2つの指令を出します。1つは、できるだけ体内の熱を逃がさないようにしろという指令です。そしてもう1つは、体内で急いで熱をつくり出せという指令です。

熱を逃がさないようにするための反応は、毛細血管で起こります。毛細血管を収縮させ、末端に血液が流れないようにするのです。これにより、皮膚表面や末端から熱が放出されにくくなります。また、寒いときに鳥肌が立つことがありますが、これは毛根にある立毛筋が収縮するためです。かつて祖先が体毛でおおわれていた時代、毛を直立させて体のまわりの空気層を増やし、寒さから身を守っていたときの名残です。

　一方、熱をつくり出すほうの指令は筋に伝わります。寒いときに震えるのは、熱をつくり出すため、体温調節中枢からの指令で筋が収縮を繰り返すからです。

暑いときはどんな方法で体温を維持するの？

　　外気温が暑い場合、体温調節中枢から出される指令は、熱をどんどん放出せよというものです。

　まず、寒いときとは反対に、毛細血管が拡張して末端の血流を活発にします。これによって皮膚表面から熱が逃げやすくなります。

　次に行われるのは発汗です。汗が皮膚表面で蒸発するとき、皮膚から熱を奪うため（気化熱）、体温が下がります。

　しかし、外部環境が体温調節能力をしのぐほど高温であれば、放熱量が追いつかずに体温は上がったままになります。この状態が熱中症です。

MEMO **熱中症**

高温多湿の場所で激しく運動をしたり、炎天下にエアコンのない車内に居続けたりして起きます。体内に蓄えられる熱量に比べて放熱量が追いつかず、脱力感、めまい、頭痛、吐き気、精神錯乱などをきたし、重篤な場合は死に至ることがあります。

MEMO **体熱の放出**

体熱の放出には、放射（輻射）、伝導、対流、蒸発の４つの方法があります。放射は赤外線のかたちで皮膚から放散され、全熱放射量の50~60％に相当します。伝導は熱が直接伝わることで体熱が放出されます。対流は空気の動きによって伝わること、蒸発は発汗による熱の放出（気化熱）です。

Q29 １日のなかで体温が変動するのはなぜ？

A 　体温が最も低いのは早朝（午前4～6時）です。起床して朝食を食べると体温が急激に上昇しますが、その後の上昇は緩やかです。最も体温が高いのは午後（午後2～6時）です。その後、体温は次第に低くなり、夜が更けるとさらに低下します。通常、1日なかで0.6～1.0℃の変動があります。

　こうした体温の変動をサーカディアンリズム（概日リズム）といいます。起床とともに体温が上昇するのは、活動のために体内での熱の産生が活発になるからです。また、夜になると体温が低くなるのは、翌日に向けてエネルギーを蓄えるため、できるだけ体内での代謝や熱の産生を控えるからです。

10

生体の恒常性

Q30 発熱はどうして起きるの？

A 　発熱を起こす原因は、機械的刺激、あるいは化学的刺激によって体温調節中枢の設定温度（セットポイント）が上昇することです。ほとんどの場合、細菌のもつ発熱物質、マクロファージが作り出す発熱物質などの化学的刺激が原因になります（図10-7）。

　風邪のような感染症では、これらの発熱物質によって本来の深部体温設定温度（セットポイント）の37℃よりも高い水準に設定温度が移されます。たとえば、設定温度が40℃に設定されると、体温調節中枢は40℃になるまで体温を上昇させる指令を出し続けます。発熱時に震えや悪寒がするのは、できるだけ早く体温を上げるために筋が運動しているからです。

　しかし、いくら発熱物質が放出されるといっても、生体には恒常性を維持する機能が備わっています。発熱が不必要であればほかの機能が働き、体温を一定に保つはずです。そうしないのは、体温の上昇が必要だと生体が判断したからです。

　体温が上昇することのメリットの1つに、ウイルスの活動の抑制があります。ウイルスは約37℃で最も増殖が活発になりますが、39℃の環境ではほとんど増殖できなくなります。

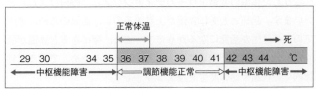

■ 図10-7　発熱による機能障害

発熱の分類

熱の高さにより、微熱（37℃以上、37.5℃未満）、中程度の発熱（37.5℃以上、38.5℃未満）、高熱（38.5℃以上）に分類されます。熱型では、稽留熱（1日の日差が1℃以内で高熱が持続）、弛張熱（日差が1℃以上で、解熱時も平熱にならない）、間欠熱（日差が1℃以上で、平熱になる時間がある）に分けられます。

解熱

発熱物質の刺激が抑制されることで、体温調節中枢の体温の設定温度（セットポイント）が基準値に戻り、これによって解熱します。それまで高いセットポイントに順応していた身体を、設定温度が低くなる（解熱）のに合わせ、体温を下げるために、皮膚血管を拡張して放熱を促したり、発汗による熱放散を促進します。

Step up COLUMN

発熱によって起こる生体の反応

　発熱すると代謝が亢進します。体温が1℃上昇すると代謝が13％増加し、熱感、発汗、倦怠感などが生じます。また、代謝の亢進に伴って各組織で酸素や栄養分が必要とされ、それを供給するために心拍数が増加し、血流速度も上昇します。熱をつくり出すために酸素が必要になるため、呼吸数は多くなります。反対に血圧は低くなりますが、これは熱を放散させるために血管が拡張するからです。発熱の影響は消化機能にまで及びます。食欲不振や悪心・嘔吐、下痢などの症状が現れ、発熱によって水分が失われるため、脱水や便秘を起こしやすくなります。また、発熱によって頭痛、めまい、悪心、嘔吐、せん妄などが起きやすいのは、中枢神経の機能障害によるものです。

10

生体の恒常性

Chapter 11

免疫システム（系）

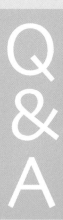

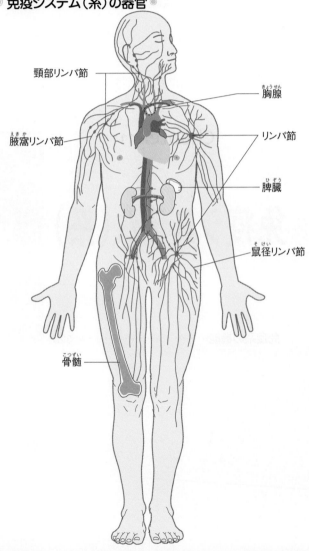

免疫システム（系）口絵

◉ 免疫システム（系）の器官 ◉

頸部リンパ節

胸腺（きょうせん）

腋窩リンパ節（えきか）

リンパ節

脾臓（ひぞう）

鼠径リンパ節（そけい）

骨髄（こつずい）

自然免疫の障壁バリア機構

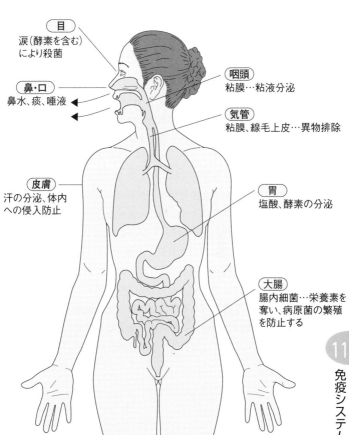

目
涙（酵素を含む）により殺菌

鼻・口
鼻水、痰、唾液

咽頭
粘膜…粘液分泌

気管
粘膜、線毛上皮…異物排除

皮膚
汗の分泌、体内への侵入防止

胃
塩酸、酵素の分泌

大腸
腸内細菌…栄養素を奪い、病原菌の繁殖を防止する

免疫システム（系）の機能

Q1 免疫って何？

A 免疫システムは記憶機能を保有しており、細菌やウイルスなどの感染症や癌に対する防衛機構を担っています。

身体のなかに病原体や外界の異物が侵入すると、生体はそれまでの正常な状態を維持できなくなります。そこで、病原菌や異物の侵入を水際で阻止するため、物理的、化学的に侵入を防ぐ機能が必要になります。病原体をいち早く見つけるシステム、そして病原体を障害する軍隊も必要です。さらに、情報の伝達や武器の調達も行わなければなりません。このような一連の生体防御システム（機構）を免疫とよびます。

すなわち、免疫とは自己と非自己を識別し、非自己を攻撃し、非自己から自己を守る仕組みということになります。自己とは自分自身の生体です。非自己とは自分自身ではないものですから、細菌、ウイルスや真菌（カビ）などの微生物、輸血による他人の血球、粘膜や傷口から侵入した異物や毒素などです。癌細胞は自己由来ではありますが、非自己として認識されます。

Q2 免疫にはどのような種類があるの？

A 免疫システムは自然免疫と適応免疫から構成されています。自然免疫は生まれつき生体に備わっている免疫機能で、防衛軍に例えると常設部隊ということになります。異変を察知すると真っ先に出動し、防衛の最前線に立って戦いに挑みます。あらゆる細菌やウイルス、異物に応答して行動を起こすため、**自然免疫**と呼ばれます。自然免疫を担当するのは、**貪食細胞**、NK（ナチュラルキラー）**細胞**、**補体**、リゾチーム、インターフェロンなどです。

適応（獲得）免疫とは一度ある病原体に感染すると、その記憶が生体に残り（メモリー機構）、同じ病原体が侵入しても二度と発症しないという二度なし現象を担っています。担当するのは、**リンパ球**と**抗体**です。

MEMO **リンパ球**

白血球の一種で、T細胞、B細胞、NK細胞などの種類があります。
リンパ節や血管、リンパ管、骨髄などに存在します。

11

免疫システム（系）

Q3 自然免疫はどこで病原体を捕えるの？

A 　鼻、気道、口腔、眼、皮膚、胃腸管（消化管）など、外界に開かれた器官は、常にウイルスや細菌などの病原体の脅威にさらされています。そのため、これらの器官には**物理的バリアと化学的バリア**が張り巡らされています。

　物理的障壁（バリア）の担い手は、皮膚と粘膜です。**皮膚は外界との接触が最も多くなるため、13～14層も重なる角質層**で異物や微生物が体内に侵入することを防いでいます。皮膚の表面は、汗腺や皮脂腺から分泌される乳酸や脂肪酸により、常に弱酸性（pH4.5～6.6）に保たれ、微生物の増殖を阻止しています。

　生体内では、**粘膜**が皮膚と同様の役割を果たしています。口腔や胃腸管（消化管）は、外に開かれた1本のチューブのような器官です。身体は食物を食べているとき、細菌や雑菌、微生物などを同時に取り込む危険性を常にもっています。こうした病原体を体内（血液内）に取り込まれないように阻止しているのが粘膜です。粘膜の表面は粘液でおおわれており、**病原体は粘液に捕らえられて侵入の足がかりを得ることができません。たとえば、呼吸器の粘膜細胞には外界に向けて一定方向に動く線毛**があり、侵入してきた病原体を排除する仕組みがあります。

　また、胃に侵入した細菌は**胃酸**によって殺菌されます。胃腸管（消化管）には腸間膜に多数の**リンパ組織**があり、そこに属する**リンパ球**が胃腸管（消化管）からの侵入を監視しています。大腸の**腸内細菌叢**は有害な細菌の増殖を抑えています。

Q4　自然免疫の担い手は何？

A　　自然免疫を担っているのは貪食細胞（どんしょくさいぼう）、NK 細胞、補体（ほたい）、リゾチーム、インターフェロン、サイトカインなどです。これらは化学物質などを用いて病原体を傷害します。

貪食細胞とは**マクロファージ**や**好中球**など、病原菌を食べてしまう免疫細胞のことです。物理的なバリアを突破して体内に病原菌が侵入すると、これらの貪食細胞が駆けつけ、アメーバが捕食するのと同じ方法で病原体を細胞内に取り込みます。そして、リソソーム（**水解小体**（すいかいしょうたい））の中に含まれる加水分解酵素によって異物を分解し、消化します（**図11-1**）。

NK 細胞は、リンパ球の一種です。ウイルスに感染した細胞や癌（腫瘍）細胞を破壊する役割をもち、血液中に一定数（リンパ球の10％）存在して常に監視を行っています。

補体とは生態防御に係わるタンパク質で、血液中に20種類以上存在します。これは**細菌**などに出合うと、活性化され細菌の細胞膜の表面に孔を開けます。この孔から水が入り込むと、細菌は死滅します。

リゾチームは病原菌溶解酵素の１つです。涙、唾液、母乳などのなかに含まれ、細菌から生体を守ります。

インターフェロンは、ウイルスに感染した細胞が、未感染の細胞を感染から守るために白血球などが分泌するタンパク質です。隣接する周囲の細胞表面に結合すると、結合した細胞のなかでウイルスが増殖できなくなります。

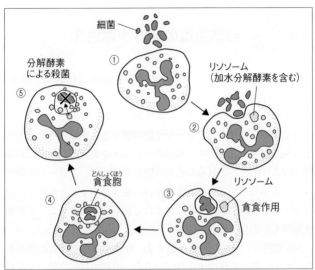

細菌

①

リソソーム
（加水分解酵素を含む）

②

分解酵素
による殺菌

⑤

リソソーム

③

貪食作用

貪食胞

④

■ 図 11-1　白血球の貪食作用

> **MEMO**　　　　　**リゾチーム**
>
> 細菌の細胞壁を加水分解する作用をもつ酵素で、この作用を溶菌
> 作用といいます。

> **MEMO**　　　　　**補体の活性化**
>
> 補体は細菌の表面などに結合します。細菌に抗体が結合していな
> くても結合しますが、抗体が結合していると、その抗体に結合し
> ます。結合した補体は活性化され、細菌を破壊します。

炎症反応と自然免疫の関係

　細菌、ウイルス、外傷、熱傷、薬物などによって身体の細胞や組織が傷害されると、炎症が起こります。これは、生体を守るための自然免疫による応答です。

　細胞が傷害されると、炎症はサイトカインやヒスタミン、キニンなどの炎症性物質が細胞から遊離し、周囲の血管を拡張させます。すると血流が増加し、発赤や熱感が生じます。同時に毛細血管の透過性が亢進し、血漿が漏れ出て皮膚が腫脹します（浮腫）。痛みの受容器も刺激されるため、疼痛も起こります。

　ここで、免疫細胞が登場します。好中球やマクロファージが毛細血管の隙間から炎症部位に集まり、傷害された細胞や病原菌を取り込みます。この戦いの産物ともいえるのが黄色の膿です。膿には病原菌や組織の断片、死滅した好中球などが混ざり合っています。

Q5 適応（獲得）免疫にはどのようなものがあるの？

A　適応（獲得）免疫には液性免疫と細胞性免疫の2種類があります。**液性免疫**とは、抗原に対抗する抗体が関与する免疫システム（系）で、抗体は体液中に溶けています。

　一方、**細胞性免疫**は細胞傷害性T細胞やNK細胞という免疫細胞が関与する免疫システムです。

　液性免疫の主役になるのはリンパ球のB細胞で、細胞性免疫の主役になるのはリンパ球のT細胞です。

11

免疫システム（系）

Q6 抗原と抗体ってどういうもの？

A 抗原とは免疫応答を引き起こす物質のことです。タンパク質や多糖から成り立ち、免疫システムが異物を認識するときの標的になります。抗原にはウイルス、細菌、真菌（カビ）、微生物、原虫（単細胞生物）、寄生虫、植物細胞（花粉）、異種の動物などがあり、自然界に存在するものだけでもきわめて多数あります。また、人工的につくり出した化学物質も抗原になり得ます。

こうした異物が体内に侵入したとき、対抗する物質としてつくられるのが抗体です。抗体もタンパク質の一種（γグロブリン）で、侵入してきた異物と結合する性質をもっています。

抗原と抗体は鍵と鍵穴に例えられます。Aという抗原に対する抗体（抗A）は、A抗原としか結合することができません。また、B抗原に対する抗体（抗B）は、B抗原としか結合することができません。A抗原と抗B、B抗原と抗Aは、決して結合することはないのです。このように、結合する相手がしっかり決まっていることを特異性といいます。

Q7 抗体はどうやってできるの？

A 病原体が体内に侵入してくると、好中球や樹状細胞、マクロファージがそれらの病原体を貪食します。そのとき、樹状細胞やマクロファージは貪食した病原体を細胞内で部分分解し、その分解産物であるタンパク質を自身の膜表面に旗のように

332

掲げます。このような働きのある樹状細胞、マクロファージを抗原提示細胞といい、この膜表面に掲げられた分解産物を抗原決定基（エピトープ）といいます。

　血液中にはこのエピトープに反応するＴ細胞とＢ細胞のセット（このセットをクローンといいます）があり、エピトープを認識し、活性化します。Ｂ細胞は非タンパク質抗原の場合は直接、あるいはタンパク質抗原の場合はＴ細胞の助けで分裂増殖を繰り返し、数を増やします。Ｂ細胞の数がある程度増えると、今度はＴ細胞の助けで、プラズマ（形質）細胞へと分化します。プラズマ

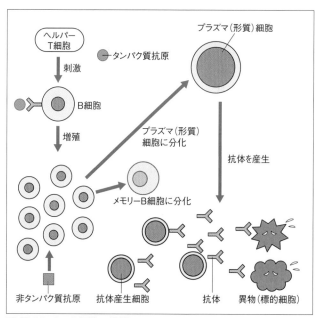

■ 図 11-2　Ｂ細胞の機能

333

細胞は、エピトープに特異的に反応する5種類の抗体（IgA、IgD、IgE、IgG、IgM）を産生します。このように、B細胞を補助するT細胞を**ヘルパーT細胞**といいます（**図11-2**）。

　なお、プラズマ（形質）細胞に分化しなかった一部のB細胞は、抗原情報を記憶した**メモリー（記憶）B細胞**として体内にとどまります。メモリーB細胞は以後、同じ抗原が再び侵入したときの備えになります。ヘルパーT細胞やメモリーB細胞が関与する免疫を細胞性免疫、抗体が関与する免疫を液性免疫といいます。

Q8　免疫グロブリン（抗体）って何？

A　免疫グロブリンはプラズマ（形質）細胞中で、抗原に合わせてつくられる構造のタンパク質のことで抗体ともいいます。

　免疫グロブリンは2本の重鎖（じゅうさ）（H鎖）と2本の軽鎖（けいさ）（L鎖）から構成され、Y字型をしています。プラズマ細胞から産生される免疫グロブリンはIgG、IgA、IgM、IgD、IgEの5種類で、それぞれ異なる役割を果たしています。

＊**IgG**……血清中に最も多く存在する免疫グロブリンで、細菌やウイルスに対する防御を担っています。γグロブリンともよばれます。胎盤を通過することができるため、母親から胎児に移行し、生まれてからの数か月、乳児の身体を守るために働きます。

＊**IgA**……分泌型（ぶんぴつがた）IgAと血清（けっせい）IgAの2種類がありますが、多くは分泌型IgAです。分泌型IgAは、唾液や気管支分泌液、鼻汁、腸

管分泌液、腔分泌液、前立腺分泌液などの外分泌液中に含まれ、粘膜の防御に働きます。

＊IgM……感染初期（急性期）に産生される免疫グロブリンで、赤血球凝集反応を引き起こす自然抗体です。

＊IgD……B細胞の表面に発現する抗原受容体です。

＊IgE……マスト（肥満）細胞の膜表面にあるFc受容体に結合し、Ⅰ型アレルギーをひき起こします。

Q9 免疫の調節はどうやって行われるの？

A 免疫システムは生体防御を担っています。免疫系で働く細胞は、**樹状細胞**、**マクロファージ**、**ヘルパーＴ細胞**、**B細胞**、**プラズマ（形質）細胞**、**メモリーB細胞**のほか、生体内で免疫システムが過重負荷にならないように制御する**制御性Ｔ細胞**もあります。また、細胞性免疫にかかわる**細胞傷害性Ｔ細胞**も含まれます。

これら各種の免疫細胞間で、情報を伝達する液性因子が**免疫情報伝達物質（サイトカインやケモカイン）**です。これらが協力しあって、免疫システムは作動しています。

たとえば、エイズウイルスはヘルパーＴ細胞やマクロファージに感染してこれらを破壊します。このため、細胞性免疫が障害してしまいます。

11

免疫システム（系）

Q10 細胞性免疫とはどんなもの？

A　細胞性免疫の主役はB細胞ではなく細胞傷害性T細胞やNK細胞です。液性免疫（→p332、Q7）でのB細胞の代わりに、細胞傷害性T細胞やNK細胞を置いてみてください。

細胞性免疫では、抗体が産生さられるのではなく、細胞傷害性T細胞自体がヘルパーT細胞の助けで活性化され、対象を攻撃するようになります。攻撃の対象は、① ウイルスに感染した細胞（ウイルスが細胞内に入ってしまうため、抗体による外からの攻撃ができない）、② 癌細胞、③ 移植された組織や細胞などです。細胞性免疫では細胞傷害性T細胞が直接対象を攻撃し、細胞を破壊します（図11-3）。

MEMO　　　　　　　　**貪食作用**

貪食作用は、好中球、単球（マクロファージ）が細菌、ウイルスなどの異物を細胞内に取り込み、分解すること。自然免疫を担当しています。

MEMO　　　　　　　　**サイトカイン**

いろいろな細胞が分泌する微量で生理活性をする細胞間情報伝達物質のことをいいます。インターロイキン、インターフェロン、ケモカイン、腫瘍壊死因子、コロニー刺激因子などがあります。

MEMO　　　　　　　　**樹状細胞**

異物（抗原）をT細胞やB細胞に提示します。抗原提示細胞としてはマクロファージよりも優れています。

MEMO　　　　　　　　**ケモカイン**

白血球などの遊走を引き起こし、炎症の形成に関与するサイトカインです。

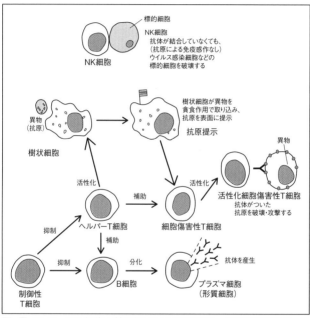

■ 図 11-3　NK 細胞と抗原提示による T 細胞、B 細胞の活性化

11

免疫システム（系）

Q11 NK細胞はどんな役割を果たすの？

A　NK（ナチュラルキラー）細胞は、ほかの血球と同様に骨髄で産生されるリンパ球です。NK細胞は常に血液のなかを巡回しており、細胞がウイルスに感染した初期の段階でいち早く応答します。NK細胞は過去の記憶に頼るのではなく、ウイルス感染細胞に反応します。

NK細胞は自然免疫担当細胞として適応免疫が機能する前に駆けつけ、感染した細胞を破壊します。NK細胞が能力を発揮する対象の1つが癌細胞です。

癌細胞はもともとは生体に由来するものです。癌細胞は発癌遺伝子を発現したり、あるいは、遺伝子に組み込まれていた正常なプログラムが破壊されているため、その生体の一部として生きることを拒否し、逆に生体内で増殖し続けます。

免疫システムは自己と非自己を区別する仕組みですが、癌細胞は非自己として認識されます。NK細胞や細胞傷害性T細胞は、非自己として癌細胞に対しても能力を発揮し、自己タンパク質の発現が減少した癌細胞をみつけ次第、破壊します。しかし、癌細胞に対する防御は完璧なものではなく、NK細胞の攻撃から逃れた癌細胞は体内で増殖を始めます。

インフルエンザと免疫システム

　インフルエンザはインフルエンザウイルスによって感染する疾患です。通常、あるウイルスに感染すると、体内にはそのウイルスに対する抗体ができ、同じウイルスでは発症しない仕組みになっています。しかし、インフルエンザだけは一生のうちに何度もかかることがあります。これはなぜなのでしょう。

　その理由は、インフルエンザウイルスが絶えず小さな抗原の変化を繰り返しているからです。インフルエンザウイルスの表面は、Hスパイク（ヘマグルチニン）とNスパイク（ノイラミニターゼ）という2種類の突起でおおわれています。Hスパイクは生体の細胞の中に入り込むときに、Nスパイクは細胞の中で増えたウイルスを細胞の外に出すときに働きます。この2つのスパイクが、絶えず小さな抗原の変異を起こしているのです。その変異がごくわずかであったとしても、免疫システムは以前に罹患したウイルスだと認識することができません。そのため、免疫システムをするりと抜けて細胞内に入り込み、体内で増殖してしまうのです。

新型コロナウイルス感染症

　2019年12月、新型コロナウイルス感染症 Coronavirus disease 2019 (COVID-19) が中国の武漢で最初に報告されました。2020年2月、WHOはこの疾患をCOrona VIrus Disease 2019 (COVID-19) と命名し、3月、国際ウイルス分類委員会により、このウイルスは重症急性呼吸器症候群Severe acute respiratory syndrome-2 (SARS-CoV-2) と命名されました。

　その後、SARS-CoV-2は全世界に広がり、WHOは2020年3月にCOVID-19のパンデミック（世界的大流行）を宣言しました。

11

免疫システム（系）

SARS-CoV-2は1本鎖RNAウイルスであり、直径100 nmの球形ウイルスで、ウイルスゲノム（RNA）およびスパイクタンパク質（S）、ヌクレオカプシドタンパク質（N）、エンベロープタンパク質（E）、膜タンパク質（M）の4つのタンパク質から構成されています。

スパイクタンパク質（S）はSARS-CoV-2が細胞に感染する時に受容体として利用するアンジオテンシン変換酵素2（ACE2）受容体結合部位が存在します。

日本においては3年半にわたり、流行を繰り返しました。第4波はアルファ株が関与し、2021年6月からの第5波ではデルタ株が流行しました。デルタ株は感染力だけでなく重症化リスクもアルファより高いです。第6波ではオミクロン株のBA.1、BA.2が、また第7波ではオミクロン株のBA.5が、また第8波ではオミクロン株の亜型が流行しました。

デルタ株やオミクロン株ではSタンパク質の変異が起こり、ACE2結合親和性を高めることにより細胞内侵入効率が上昇し、パンデミックが拡大しました。

SARS-CoV-2に対する主なワクチンには、mRNAワクチン、ウイルスベクターワクチン、遺伝子組換えワクチンなどがあります。メッセンジャーRNA（mRNA）ワクチンは2021年2月から接種が始まりました。

Q12 免疫細胞に異常が起きるとどうなるの？

生体を防御している免疫機能が異常をきたすと、さまざまな感染症に罹患しやすくなります。B細胞が障害され

て機能しなくなると、肺炎球菌などに罹患しやすくなります。T細胞が障害されて機能しなくなると、ウイルス感染、真菌感染症が起こりやすくなります。

免疫機能が先天性に障害されると原発性免疫不全症候群といい、エイズウイルスにより後天性に障害されると後天性免疫不全症候群（エイズ）といいます。

また、高齢者や寝たきり状態などによって免疫機能が低下すると、MRSAなどの抗生物質耐性菌による院内感染の危険性も増してきます。

MEMO 　　後天性免疫不全症候群（エイズ）

HIV（ヒト免疫不全ウイルス）の感染により、ヘルパーT細胞や樹状細胞などが破壊され、免疫システムに異常をきたした状態。HIVがT細胞などの中に侵入して増殖し、通常なら問題を起こさない細菌やウイルス、真菌(カビ)、原虫などに感染してしまいます。

MEMO 　　　　　　　MRSA

メチシリン耐性黄色ブドウ球菌。種々の抗生物質に耐性を示すため、免疫不全患者は感染すると重症の経過をたどります。

Q13 新生児に免疫機能はあるの？

A 母親の胎内にいる間、胎児は母体の血液から胎盤を介して酸素や栄養素をもらって成長し続けます。このとき、母親がもっている免疫グロブリン（IgG）も同時にもらっています。さらに、生後に母乳を飲むことで、母親の抗体（分泌型IgA）

11 免疫システム（系）

が新生児に受け渡されます。母乳中にはプラズマ細胞によって産生される**分泌型IgA**が含まれており、新生児の咽喉や胃腸管（消化管）の粘膜に分布することで、細菌やウイルスから身を守る仕組みになっています。

こうした免疫は、生後6か月間は有効です。胎内から出てきたばかりの新生児を、細菌やウイルスから守ることが、これらの免疫の役目なのです。その後、成長過程で細菌やウイルスに何度も感染しながら、自身の力で徐々に免疫機能を高めていき、10歳前後になると成人と同程度の免疫機能となります。

Q14 アレルギーは免疫と関係があるの？

A 多くの個体にとって何事も起こらないような物質に対し、ある種の遺伝的素因をもった個体は免疫反応を起こしてしまいます。これを**アレルギー（過敏症）**といいます。

アレルギーはその起きる機序の違いから、4つの型に分けられています。アレルギー性鼻炎（花粉症）、気管支喘息、アトピー性皮膚炎、食物アレルギー、蕁麻疹、アナフィラキシーショックなどは**Ⅰ型アレルギー**により起こります。また、自己免疫性溶血性貧血、血液型不適合妊娠（ABO式、Rh式）などは**Ⅱ型アレルギー**、急性糸球体腎炎、血清病などは**Ⅲ型アレルギー**、ツベルクリン反応は**Ⅳ型アレルギー**によりそれぞれ起こります。

アレルギーは過剰に起きる免疫応答ですから、その原因、抗原となる物質があります。それを**アレルゲン**といいます。

アレルギー（過敏症の型）

Ⅰ型：即時型　　　　　　　　　Ⅱ型：抗体媒介性
Ⅲ型：免疫複合性媒介性　　　　Ⅳ型：Ｔ細胞媒介性

気管支喘息

ダニの死骸や破片、ハウスダストなどのアレルゲンを吸入して起きます。精神的ストレスが引き金になることがあり、気道に慢性炎症が起きて発作性の呼吸困難、喘鳴、咳を繰り返します。

蕁麻疹

蕁麻疹には、アレルギー性と非アレルギー性があります。アレルギー性の場合は、食物や薬剤として体内に取り込まれ、抗原と抗体が結合して皮膚にかゆみや浮腫が出現します。短時間で消える場合がほとんどです。

アナフィラキシーショック

ペニシリンなどの抗生物質、造影剤、非ステロイド系抗炎症薬（NSAIDs）、麻酔薬、生物製剤、食物、昆虫毒に対するアレルギー反応で、血圧低下に伴って脈拍が弱まり、顔面蒼白、冷汗、呼吸困難などが現れ、意識を失います。ペニシリンなどの抗生物質の内服などには、アレルギー体質の有無の確認が重要です。

アトピー性皮膚炎

アトピー素因という遺伝的なアレルギー素因により、皮膚に生じる強いかゆみや湿疹のこと。ハウスダスト、ダニ、花粉などがアレルゲンになります。

11

免疫システム（系）

Q15 I型アレルギーは どのようにしてに起きるの？

A スギやブタクサの花粉、ハウスダスト、ダニなどによって アレルギーが起きる機序は次のとおりです（**図11-4**）。

花粉やダニなどの抗原が体に入ってくると、マクロファージが 異物だと認識し、これを貪食します。そして、細胞内で分解し、 抗原決定基（エピトープ）として提示します。それをT細胞とB 細胞が認識し、最終的にプラズマ（形質）細胞が抗体を産生しま す。このとき、プラズマ細胞はIgEを大量につくります。IgEが大 量に産生されることを除けば、ここまでは通常の液性免疫と同じ です。それでは、どこが違うのでしょうか。

つくり出されたIgEは、血液中に蓄えられるのです。これは、次に 同じ異物が侵入してきたときのための大事な備えです。そして、再び 同じ異物が侵入してくると、肥満（マスト）細胞の表面にあるIgEと異 物が、鍵と鍵穴のようにぴったりと結合します。IgEがアレルゲンに より架橋されるとマスト細胞からヒスタミンなどが放出されます。

生体は、異物を敵と認知していますので、ワナにかかった異物 に攻撃を加えます。武器はマスト細胞に詰まった**ヒスタミン**など の化学物質です。

ヒスタミンには、平滑筋を収縮させる、気管支の腺からの分泌 を盛んにする、血管に働きかけて透過性を亢進させるなどの作用 があります。その結果、気管支喘息が起こったり、涙や鼻汁の分 泌が高まったり、血漿成分が皮下の組織に貯留して皮膚にかゆみ や腫脹が生じます。

こうした反応は、もともとは、免疫機能を増強することにより 炎症を起こし、咳や鼻水、涙の流出によって異物を体外に押し出

すという免疫本来の作用でもあります。しかし、身体にさほど害を与えない異物に対して過剰な反応が起こるという点で、アレルギーは過敏症だといえるのです。

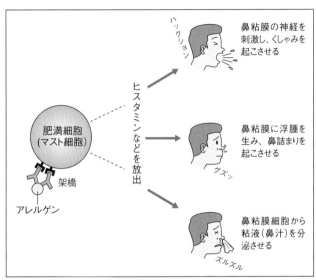

鼻粘膜の神経を刺激し、くしゃみを起こさせる

鼻粘膜に浮腫を生み、鼻詰まりを起こさせる

鼻粘膜細胞から粘液（鼻汁）を分泌させる

■ 図 11-4　アレルギー性鼻炎の発生機序

11 免疫システム（系）

MEMO
マスト（肥満）細胞

ヒスタミンなどの炎症性化学物質を大量に含んだ細胞で、太っているように見えるためマスト（肥満）細胞とよばれます。鼻の粘膜、目の結膜、気管支の粘膜、皮下、血管、筋などに存在しています。

Q16 アレルギーになる人と ならない人がいるのはなぜ？

A い人がいます。これは、アレルギーを促進あるいは抑制する遺伝子が関与しているからです。アレルギーを促進する遺伝子が過剰に発現していたり、あるいはアレルギー抑制遺伝子が欠損していると、免疫抑制が外れるため、害を及ぼさないような異物に対しても IgE 抗体がつくられやすくなります。

Q17 自己免疫疾患って どういうもの？

A 除するように反応します。このような免疫システムは、免疫寛容という現象に基づいています。免疫寛容とは、胎児期にそのヒトのリンパ球が認識したものは自己と認識する（すなわち、そのようなものには免疫システムを働かせない）というシステムです。

しかし、さまざまな原因でこの免疫寛容が破綻すると、自己の組織を異物と認識します。そして自己に反応する抗体や免疫細胞をつくり出し、組織や細胞を攻撃し始めます。その結果、組織の傷害や炎症が引き起こされる疾患を**自己免疫疾患**とよんでいます。

自己免疫疾患はさまざまな原因で起こります。正常な状態では体内の特定領域にある物質が、何らかの原因で血液中に入り込み、免疫システムによって異物（非自己）として感知される場合

があります。体内の正常な物質がウイルスや日光、薬剤、放射線などによって変性し、異物とみなされる場合もあります。ある体内物質に似た異物が侵入したために、免疫機能が混乱を起こして体内の物質まで攻撃対象にしてしまうという場合もあります。

代表的な自己免疫疾患は、**全身性エリテマトーデス（SLE）**と**関節リウマチ（RA）**です。これらの疾患は病気そのものが遺伝するのではなく、免疫寛容の破綻のしやすさが遺伝します。感染などが引き金となって発症します。

MEMO　　　**全身性エリテマトーデス（SLE）**

関節リウマチとともに、代表的な膠原病です。関節炎、関節痛、発熱、皮膚の紅斑、貧血、嘔吐、体重減少、筋肉痛、タンパク尿、白血球減少など、全身の臓器に障害が現れます。抗核抗体や抗DNA抗体が出現します。

MEMO　　　**関節リウマチ（RA）**

複数の関節に左右対称に関節炎が起こることが多いです。関節に腫脹、熱感、運動制限、変形などが生じます。また、朝のこわばりは特徴的な症状です。

Chapter 12

細胞の構造と遺伝

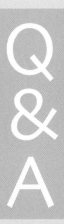

◎ 細胞の内部構造◎
（細胞小器官）

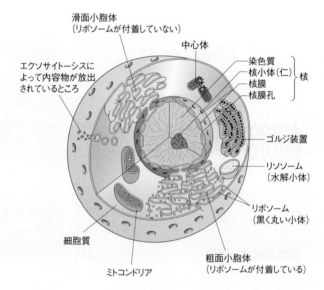

滑面小胞体
（リボソームが付着していない）

中心体

染色質
核小体(仁)
核膜　　　　核
核膜孔

エクソサイトーシスに
よって内容物が放出
されているところ

ゴルジ装置

リソソーム
（水解小体）

リボソーム
（黒く丸い小体）

細胞質

粗面小胞体
（リボソームが付着している）

ミトコンドリア

細胞の構造と遺伝

Q1 細胞はどのような構造をしているの？

A 身体はきわめて多数の細胞で構成されています。一つひとつの細胞は、顕微鏡で見なければ確認できないほどの小ささですが、これらの細胞はあたかも1つの社会のような機能をもっています。

細胞のいちばん外側にあるのは、脂質二重層といわれる細胞膜です。細胞膜はもちろん、細胞の中身を守るための仕切りという側面もあります。それだけでなく物質の出入りを調節し、またホルモンを受け取る役割もあります。生命活動に必要な物質も、細胞膜を通って細胞の中に入ってきます。細胞膜を通過するためには、物質は小さな分子にまで分解される必要があります。

細胞膜の中は細胞質（細胞内基質）という液体で満たされており、中心に大きな核があります。細胞質のなかには、ゴルジ装置、ミトコンドリア、小胞体、リボソーム、リソソーム（水解小体）などの細胞小器官があります（口絵参照）。

MEMO　　　　　　　原形質（サイトゾル）

細胞は半流動性のコロイド溶液である原形質（サイトゾル）が、細胞膜で包まれたものです。原形質（サイトゾル）は細胞質から核や細胞小器官を除いた部分です。

Q2 核の役割は何？

A 　核は、細胞の脳（司令塔）ともいえる存在です。その細胞に特有な働きを制御したり、その細胞の成長や修復、再生などをつかさどっています。この核の中には遺伝情報が詰まっています。生物の遺伝情報を担っているものは**DNA（デオキシリボ核酸）**です。このDNAは、通常は細い二重らせん構造で糸状になっているのですが、細胞分裂のときだけ凝集し、顕微鏡で見えるようになります。このDNAが凝集したものを**染色体**といいます。DNAには**遺伝情報**が記されている**遺伝子**が存在しているので、ヒトの身体の設計図ともいえます。

Q3 リボソームやゴルジ装置の役割は何？

A 　細胞ではヒトの身体の設計図であるDNAをもとに、さまざまな活動が行われています。活動を担っているのは、**細胞小器官**です。しかし、DNAは細胞全体のことを記した大事な設計図ですから、そのまま持ち出すわけにはいきません。そこで、必要なときに、必要な部分だけをコピー（複写）して持ち出します。

　DNAの情報を部分的にコピーしたものを**RNA**といいます。この情報を外部に持ち出す役目を担っているのが、**メッセンジャー（伝令）RNA（mRNA）**です。メッセンジャーRNAは、設計図を**小胞体（粗面小胞体）**に持ち込みます。粗面小胞体の表面にはリボソームという細胞小器官がたくさん付着しており、コピーさ

た設計図に基づいて必要なタンパク質の合成（翻訳）を行います。このとき、タンパク質合成の材料になるのは、食事から取り入れた**アミノ酸**です。なお、リボソームが付着していない**滑面小胞体**は、脂質の代謝に関与しています。小胞体は核の外膜とつながっており、細胞という社会のなかの工場と道路に相当します。

タンパク質を例にとると、次の仕事は**ゴルジ装置**が受け持ちます。ゴルジ装置では、合成されたタンパク質にさまざまな糖を付加して糖タンパク質をつくり出し、顆粒状にして細胞質に送り出します。付加された糖の種類によって、細胞質にとどまったり、細胞膜に向けて放出されたりします。付加される糖は、そのタンパク質の配達先を記した荷札のような役割を果たします。ゴルジ装置は、細胞内でつくり出された物質を選別して包装し、荷札をつけて必要な場所に送り出す配送センターに相当します。

Q4 ミトコンドリアやリソソームの仕事は何？

A 核は司令塔、小胞体やリボソームは工場と道路、ゴルジ装置は配送センターの役割を担っています。しかし、これらの器官が活動を行うためには、エネルギー（ATP）が必要です。そのために存在しているのが、発電所に相当するミトコンドリアです。

ミトコンドリアは細胞内に約2,000個存在しており、活動エネルギーを多く必要とする細胞ほど、たくさん保有しています。ミトコンドリア内では**電子伝達系**によりATPが産生されます。すべての生物は呼吸をして有機物を分解し、酸化反応を行うことで

ATPを産生しています。ミトコンドリアのなかには、酸化反応の最終段階の場である**クリステ**、クエン酸回路や脂肪酸酸化に関与するさまざまな酵素を含む**マトリックス**などがあります。

エネルギーがつくられてさまざまな活動が行われれば、当然のことながら不要なごみが生じてきます。こうした不要物を処理するごみ処理場に相当する器官が**リソソーム（水解小体）**です。リソはラテン語で溶かすという意味です。リソソームはあらゆる物質を溶かす酵素の詰まった袋で、細胞内のごみや外から侵入してきた細菌などを消化してしまいます。

細胞、組織および器官

細胞とは、生体を構成する最も小さな生命単位です。細胞は約270種類あり、似た細胞同士が結合して組織を形成しています。

さらにさまざまな組織が集まり、器官をつくります。粘膜組織や筋組織、腺組織などが集まって胃を作るといった具合です。人体には胃、腸、膵臓、肝臓、肺、心臓、血管などのさまざまな器官があり、それぞれ独自の働きをしています。

互いに協力しながら機能している器官を器官系といい、消化吸収にかかわる器官を消化器系、呼吸にかかわる器官を呼吸器系というように分類しています。

Q5 細胞はどのように分裂するの？

A 身体では、常に古くなった細胞が破壊され、新たな細胞が生まれています。とはいえ、新たな細胞はゼロから生まれるのではなく、1つの細胞が2つに分裂することによって生まれるのです。そのときに必要なのが、設計図であるDNAです。

細胞分裂には、体細胞分裂と減数分裂という2つの方法があります。体細胞分裂は身体をつくっている細胞が分裂する方法で、分裂前の細胞（母細胞）と分裂後の細胞（娘細胞）の染色体の数は変わりません。すなわち、分裂前と全く同じ染色体をもっている2つの細胞が生まれるのです。

これに対して減数分裂は、卵子や精子などの生殖細胞がつくられるときにだけ行われる分裂方法です。減数分裂では、分裂後の娘細胞の染色体は、分裂前の母細胞の半分になります。卵子と精子が結合すると、元通りの染色体数に戻ります。

Q6 染色体のゲノムって、何？

A 遺伝子、DNA、ゲノムなどは、細胞や遺伝に関連する用語です。この3つの用語の関係は、遺伝子は親から子へ伝わる特徴の最小単位で、DNAの3文字で書かれたタンパク質の設計図です。ゲノムはDNA上の4つの塩基の並び方を総称したもので、遺伝情報の全体を表します。

すなわち、遺伝子は体の部品である個々のタンパク質の設計図

であり、**ゲノム**はそれら遺伝子全体が集まった体全体の設計図です。生物が生きていくために必要な、最小限度の染色体の１組をゲノムといいます。そして、これらの設計図はDNAの３文字で構成される４種類の塩基の並び順や組み合わせによって描かれているのです。DNAは２本の鎖がらせん状になった形（**二重らせん構造**）をしていますが、この鎖は４種類の塩基が組み合わさることで出来上がっています。

多くの生物の体細胞には、ゲノムが対で含まれています。ヒトの体細胞には、23対46本の対の染色体（**相同染色体**）が含まれています。１組は父親、もう１組は母親から受け継いだものです。卵子と精子はそれぞれ１組23本の染色体しかもっていませんので、互いに結びつくことで、23対46本の染色体を持つ細胞が生み出され、父親・母親双方の遺伝情報が受け継がれていくのです。

Q7 男女の性はどのように決まるの？

A 　男女の性は受精時に決まります。ヒトの染色体は23対46本ですが、そのうちの22対はタンパク質合成などの情報をもつ**常染色体**で、残りの１対は男女の性別の情報をもつ**性染色体**です。男性の性染色体はXY、女性の性染色体はXXです。

卵子や精子は、染色体の数が半分に減る減数分裂をします。男性の生殖細胞である精子はX精子とY精子になり、女性の生殖細胞である卵子はすべてX卵子になります。受精の際に、X精子と結びついた卵子は、性染色体がXXとなり、受精卵の性はY染色体がないので**女性**になります。一方、Y精子と結びついた卵子は、

性染色体がXYとなり、受精卵の性はY染色体があるので**男性**になります。

Q8 遺伝によって受け継がれる病気はあるの？

A 遺伝で受け継がれる病気の代表は**血友病**です。母親が2本もっているX染色体のどちらかに血友病の遺伝子があると、それを受け継いだ男性に血友病が発症し、女性は保因者になります。このように遺伝子が性染色体上にある遺伝の型を**伴性遺伝**といい、血友病のようにそれが劣性の場合を**伴性劣性遺伝**といいます。

単一遺伝子により起こる遺伝病とは異なりますが、病気の発症に複数の遺伝子がかかわっていることを遺伝素因といいます。遺伝子上の塩基配列のわずかな違い、あるいは塩基配列の変化により、正常な機能のタンパク質がつくられなかったり、本来ならつくられないタンパク質がつくられると、それが引き金になって発症します。遺伝素因は一般的には体質といいます。

多くの生活習慣病は、こうした遺伝素因に環境要因（食事、飲酒、喫煙、運動、睡眠、ストレスなどの生活習慣による影響）が加わって発症します。

MEMO 血友病

血液中にある血液凝固因子のタンパク質の一部が不足しているため、出血すると血が止まりにくくなる出血傾向がみられます。

Chapter 13

感覚器系

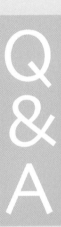

眼と涙器
るいき

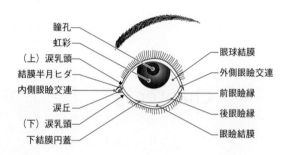

- 瞳孔
- 虹彩
- （上）涙乳頭
- 結膜半月ヒダ
- 内側眼瞼交連
- 涙丘
- （下）涙乳頭
- 下結膜円蓋
- 眼球結膜
- 外側眼瞼交連
- 前眼瞼縁
- 後眼瞼縁
- 眼瞼結膜

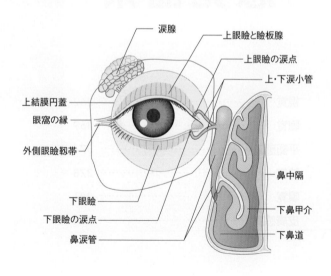

- 涙腺
- 上眼瞼と瞼板腺
- 上眼瞼の涙点
- 上・下涙小管
- 上結膜円蓋
- 眼窩の縁
- 外側眼瞼靭帯
- 鼻中隔
- 下眼瞼
- 下眼瞼の涙点
- 鼻涙管
- 下鼻甲介
- 下鼻道

鼻の構造

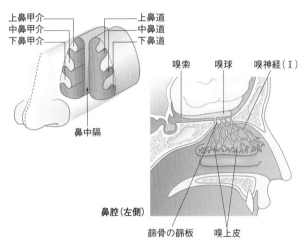

上鼻甲介
中鼻甲介
下鼻甲介

上鼻道
中鼻道
下鼻道

鼻中隔

嗅索　嗅球　嗅神経（Ⅰ）

鼻腔（左側）

篩骨の篩板　嗅上皮

耳の構造

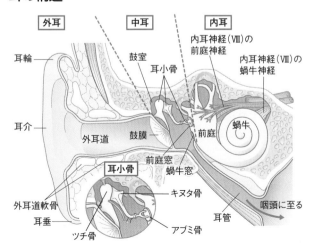

外耳　中耳　内耳

内耳神経（Ⅷ）の
前庭神経

内耳神経（Ⅷ）の
蝸牛神経

耳輪

鼓室
耳小骨

耳介

外耳道　鼓膜　前庭

蝸牛

前庭窓
蝸牛窓

耳小骨

外耳道軟骨

耳垂

ツチ骨

キヌタ骨

アブミ骨

耳管

咽頭に至る

13

感覚器系

視 覚

感覚にはどんなものがあるの?

A　感覚は特殊感覚、体性感覚、内臓感覚の3つから構成されています。

特殊感覚には、視覚、聴覚、味覚、嗅覚、平衡感覚があります。これらの感覚を担当する感覚器は、眼(視神経)、耳(聴神経)、舌(顔面神経と舌咽神経)、鼻(嗅神経)、内耳(前庭神経)です。( )内の神経は、これらの感覚器で得た情報を脳に伝える感覚神経です。

体性感覚は、表面感覚と深部感覚があります。**表面感覚**は皮膚感覚ともいい、触覚、圧覚、痛覚、冷覚、温覚などがあります。**深部感覚**には運動感覚や位置感覚、振動感覚などの種類があり、筋や腱、関節などの感覚受容器で感知します。感覚受容器で感知した感覚刺激は、脊髄を通って小脳と視床に伝えられ、最終的には大脳に伝わります。

内臓感覚には、臓器感覚と内臓痛覚があります。**臓器感覚**は空腹感、のどの渇き、尿意など、臓器が物理的・化学的に刺激されることによって生じる感覚です。**内臓痛覚**は、内臓が痙攣したり、炎症を起こしたり、拡張したりすることで生じる痛みです。内臓痛覚は自律神経によって伝わります。

> **MEMO**　　　　　　　**感覚神経**
>
> 知覚神経ともいい、全身の感覚情報を脳に伝える役割をもちます。

Q2 眼はなぜまぶしさを 我慢できるの？

A 　眼には入ってくる光の量を何段階にも渡って調節する 仕組みがあります。そのため、強い光刺激を受けても、我 慢できる程度のまぶしさに抑えることができるのです（図13-1）。

　眼はカメラの構造と似ています。まず、いちばん外側にある 眼瞼（まぶた）は、カメラのレンズキャップとシャッターの両方 を兼ねています。強い光が当たっている場所では、眼瞼を半ば閉 じることで、入ってくる光の量を調節します。

　外界と眼球との境目にあるのが角膜です。角膜はフィルターと

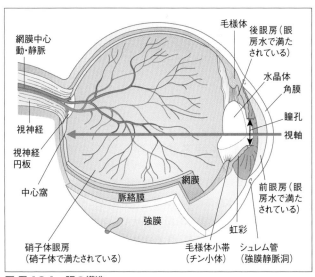

網膜中心
動・静脈

視神経

視神経
円板

中心窩

硝子体眼房
（硝子体で満たされている）

毛様体

後眼房（眼
房水で満た
されている）

水晶体
角膜

瞳孔

視軸

前眼房（眼
房水で満た
されている）

虹彩

毛様体小帯
（チン小体）

シュレム管
（強膜静脈洞）

脈絡膜

網膜

強膜

■ 図 13-1 　眼の構造

13

感覚器系

363

レンズを兼ねた約0.5mmの薄い膜です。紫外線を吸収して網膜を保護すると同時に、屈折率の高い凹レンズとして焦点（ピント）の調節も行います。外部から入ってきた光は、角膜を通過する時に屈折され、瞳孔から眼球内に入ります。

瞳孔の中に入る光の量は、虹彩によって調節されています。光の量が多い場合は虹彩が縮まって瞳孔を小さくし（縮瞳）、光の量が少ない場合は虹彩が広がって瞳孔を多くします（散瞳）。これは、網膜に強い光が当たらないための仕組みです。虹彩を伸縮させているのは、輪状の括約筋と放射状の散大筋です。瞳孔を小さくする時には括約筋が縮み、大きくするときには散大筋が縮みます。虹彩は、カメラでは絞りに当たります。

MEMO **眼瞼**

埃や紫外線から眼球を保護する蓋の役割を果たします。瞬目（まばたき）をすることで、眼球の表面に涙を行き渡らせ、角膜や結膜の乾燥を防ぐ働きもあります。

Q3 眼はどのようにして物を見るの？

A 光は角膜、瞳孔を通って眼球に入り、次に水晶体を通過します。水晶体は、カメラではレンズに相当します。近くの物を見るときには水晶体を膨らませてレンズの角度をきつくします。こうすると屈折率が大きくなります。反対に遠くの物を見るときには水晶体を薄くして屈折率を小さくします。

水晶体の厚みを変える働きをしているのは、水晶体についてい

る毛様体筋です。こうした屈折率の調節は、カメラでは絞りに相当します。ここまでが光を受けとるレンズ系の働きです。これ以降は、光を感じ取る感光系という分類になります。

水晶体というレンズで屈折された光は、硝子体を通過していきます。硝子体は丸い眼球内腔を埋めているゲル状の物質で、屈折された光がきちんと像を結ぶように眼球の内圧を一定に保っています。カメラでは、ボディの部分に当たります。

像を結ぶ部分が網膜です。カメラではフィルムに相当します。網膜には明暗を感知する細胞（杆状体）と色覚を感じる細胞（錐状体）があります。

Q4 感知した像はどのように脳に伝わるの？

A 網膜の細胞が感知した光のエネルギーは、神経細胞が扱えるように電気エネルギーに変換する必要があります。エネルギーの変換を行うのは、網膜を構成する細胞の1つである視細胞です。電気エネルギーに変えられた情報は、神経節細胞を通じて視神経へと伝わり、脳の視床にある外側膝状体へと伝達されます。このとき、両眼の視神経の内側半分は途中で交叉（視交叉）します（外側半分は交叉しません）。

これは、脊椎動物に特有の仕組みです。脊椎動物では、運動や感覚に関係する神経系は、身体の右側を左脳が支配し、身体の左側を右脳が支配しています。したがって、右の視野の情報は左脳で、左の視野の情報は右脳で処理されることになります。

水晶体は凸レンズなので、両眼とも、左側から入った光は右側

の網膜に、右側から入った光は左側の網膜に映ることになります。これでは、脳に送られる情報が混乱してしまいます。そこで、内側の視野の情報だけを交叉させて情報を整理しているのです。こうした仕組みにより、物を立体的にとらえることが可能になります（**図13-2**）。

電気信号は外側膝状体から視放線を経て、大脳皮質の視覚野に達します。まず、第1次視覚野で物体の動き、奥行き、色、形などの要素に区分されます。その後、それぞれの要素の分析を担当する視覚野に伝達され、神経細胞によって分析・認知されます。こうして物を見たと感じます（**図13-3**）。

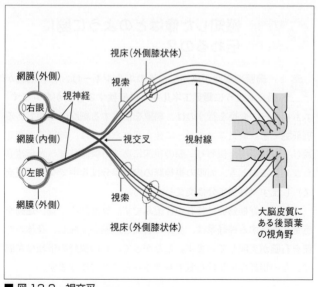

■ 図13-2　視交叉

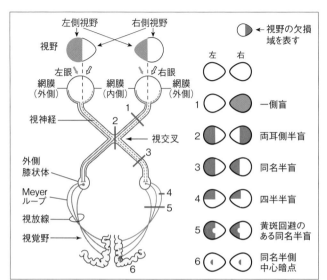

■ 図 13-3　視覚伝導路の障害

MEMO　視交叉

左側から入った光は右側の網膜に、右側から入った光は左側の網膜に映るため、視交叉で交差して反対側の視覚野に伝えられます。

Q5　視力の障害が起きるのはなぜ？

A　視力障害には屈折の異常、色覚の異常などがあります。屈折の異常とは、近視、遠視、乱視、老眼などで、それぞれ網膜で正常な像が結べなくなります。原因としては、① レンズ

の役割を果たす水晶体の弯曲に障害が起きる場合（屈折性近視・遠視）、② 眼球の大きさが変化する場合（軸性近視・遠視）—があります。乱視は、レンズを構成している角膜の歪みによって起こります。

色覚の異常（色盲）には、全色盲、部分色盲、色弱などがあります。網膜の視細胞のうち、色を識別する細胞の異常で生じます。

このほかよくみられる眼疾患に、白内障、緑内障、加齢黄斑変性症、網膜剥離などがあります。白内障は水晶体の疾患、緑内障は視神経の疾患、網膜剥離は網膜の疾患です。

MEMO　　　　　　　　　　白内障

水晶体が濁って視力が低下する疾患。加齢性白内障が最も多く、手術によって視力の回復が可能になります。

MEMO　　　　　　　　　　緑内障

眼球内の圧（眼圧）の上昇によって視神経が損なわれ、視野が欠けていきます。慢性の場合は、進行に伴って視野が次第に狭くなってきます。

MEMO　　　　　　　　　　網膜剥離

眼底から網膜が剥がれた状態。剥がれた網膜に対応して視野が欠けていきます。なお、硝子体が網膜から分離して前方へ移動した状態を硝子体剥離といいます。

MEMO　　　　　　　　加齢黄斑変性症

網膜で最も視力の高い部位である黄斑が変性したものです。物がぼやけて変形して見えます。失明の原因として代表的なものです。

Q6 涙は何のためにあるの?

A　涙は弱アルカリ性の無色透明の液体で、1日に約1mL分泌されます。涙にはリゾチームや免疫グロブリンのIgAなどが含まれ、眼球に付着した細菌や微生物を洗浄、殺菌する働きがあります。

涙を分泌する器官は、眼球の上方外側にある涙腺です。分泌された涙は、上眼瞼（上まぶた）の裏側の結膜に開いている10～12本の導管から眼球に向けて送り出されます。

まばたきをすると涙が眼球の全面に広がり、眼球を潤します。これは、眼球を乾燥から守るだけでなく、角膜の透明性や滑らかさを維持するうえでも欠かせません。また、角膜に酸素や栄養を供給することも涙の重要な役目です。

聴　覚

Q7 音はどのように伝わるの?

A　耳は、外耳、中耳、内耳という3つの部分から構成されています。そして、このすべてを動員して音を聞き取っています。

外耳は、耳介（耳たぶ）と外耳道（耳の穴）から構成されます。耳介は音を集める集音器の役割を果たし、外耳道を通じて鼓膜に音を伝えます。外耳道は、成人で2.5～3.5cmの長さの通路で、ゆ

るやかなＳ字状に曲がっています。これは、外気の圧力を直接受けないように鼓膜を保護する仕組みです。また、外耳道には皮脂腺や耳垢腺が分布しており、耳の中に潤いを与えると同時に、ゴミを吸着します。

　鼓膜は伝わってきた空気の振動を感知するセンサーのようなものです。大きな音では振動も大きくなり、小さな音では振動も小さくなります。音の高低でも、鼓膜の振動は変化します。鼓膜の振動は、次に、鼓室（中耳腔）にある３つの小さな骨（ツチ骨、キヌタ骨、アブミ骨）に伝わります。これらの骨を**耳小骨**といいます。耳小骨は増幅器に相当し、ここで振動を30倍程度に増幅します。とはいえ、単に増幅するだけでなく、大きすぎる音は小さく、小さすぎる音は大きくといったように、その調節はデリケートです。

　この段階までは音を空気の振動として伝えるための仕組みで、総称して**伝音系**といいます。

Q8 空気の振動はどうやって音になるの？

A　ヒトの脳では、空気の振動を音として感じることはできません。そこで、耳小骨で増幅された空気の振動は、次のステップが必要になります。それが、内耳の**蝸牛**によるエネルギーの変換です（**図13-4**）。

　蝸牛は、空気の振動を電気的な信号に変換する変電所のような存在です。蝸牛はカタツムリのような形をしており、管が２回転半しています。管の中にはリンパが満たされています。

空気の振動を伝えるのは、蝸牛のなかに満たされているリンパです。リンパの揺れにより、感覚細胞が反応する仕組みになっているのです。蝸牛の内部には基底膜という組織があり、その上には音を感知する感覚細胞が並んでいます。感覚細胞はピアノの鍵盤のような働きをしており、伝わってきた振動に応じて反応し、電気的な信号に変換します。

　電気的な信号は、蝸牛神経を通じて大脳の聴覚野に伝えられます。ここで音の強さや高さなどが整理され、音として認識されます。

　内耳から脳に至るまでの経路は、音を感じるための仕組みですから、**感音系**とよばれます。

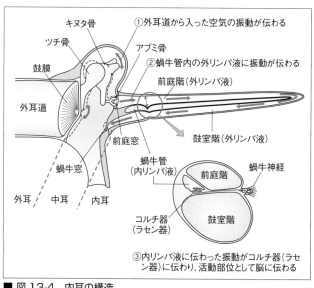

■ 図13-4　内耳の構造

MEMO　　　　　　　　　蝸牛

長さ 3cm ほどの管が 2 回転半しており、内部は前庭階、蝸牛管、鼓室階の 3 層に分かれています。蝸牛管の下壁には感覚細胞が並ぶコルチ器という装置があり、ここで空気振動が電気信号に変換されます。

Q9　耳鳴りが起きるのはなぜ？

A　耳鳴りには他覚的耳鳴りと自覚的耳鳴りがあります。他覚的耳鳴りは、筋が動く音、血液が流れる音、呼吸の音、心臓の鼓動など、身体の中で行われている生命活動によって生じます。いつもは聞こえませんが、静かな環境に身を置くことで聞こえることがあります。他覚的耳鳴りには音源があるため、聴診すると他人でも聞くことができます。

一般に耳鳴りというと自覚的耳鳴りを指します。自覚的耳鳴りは、外耳から中耳、内耳、脳へと至る過程のどこかに異常があるために生じます。最も多いのは、蝸牛から脳に至るまでの聴覚路の異常です。耳鳴りの原因は完全には解明されていませんが、蝸牛神経の自発放電に関係があると考えられています。

蝸牛では、空気の振動が伝わってこない場合でも、神経伝達物質の漏れによって絶えず電気的な信号が放電されています。これを自発放電といい、自発放電が異常に増加することで耳鳴りを生じさせていると考えられています。こうした状態をオルガンに例えると、押した鍵盤が元に戻らずに音を出し続けている状態です。

Q10 トンネルに入ると耳が詰まるのはなぜ？

A 列車がトンネルに入ったり、高層ビルのエレベータに乗ったり、飛行機が離着陸する時などに、耳が詰まったように感じることがあります。これは、外界から鼓膜にかかる気圧が変化し、鼓膜の奥にある鼓室の気圧との間に差が生じるためです。これを耳閉塞感といいます。しかし、ほとんどの場合、唾液を飲み込むと耳閉塞感は消失します。これはなぜなのでしょう。

耳、鼻、のどの間には、耳管という一種の換気口のような管があります。通常、耳管は閉じているのですが、物を飲み込んだり、あくびをしたときなどに開き、空気が出入りする仕組みになっています。その結果、鼓室の空気の移動が起こり、鼓膜を挟んだ鼓室と外界の気圧が等しくなります。耳の詰まりが治ったと感じるのは、それまで振動しにくかった鼓膜が正常に振動して音を伝えられるようになったからです。鼓膜は、外界と鼓室の気圧が等しいとき、最も効率的に振動します。

13

感覚器系

平衡感覚

Q11 なぜ身体をまっすぐに保てるの？

A 　平衡感覚をつかさどるのは、内耳にある**三半規管（半規管）**と**平衡斑**です（図13-5）。このうち、身体をまっすぐに保つ静的平衡覚に関係しているのが平衡斑です。

　平衡斑は平衡感覚の受容器で、三半規管の根元にあります。ここには、**卵形嚢**と**球形嚢**という２つの袋があり、水平方向の動きを感知する平衡斑と、垂直方向の動きを感知する平衡斑が納められています。平衡斑にはゼラチンに似た基質があり、その下には**有毛細胞**という感覚細胞が分布しており、上にはカルシウム塩でできた小さな石（**平衡石**あるいは**耳石**）がたくさん乗っています。そのため、平衡斑は耳石器ともよばれます。

　頭の位置が変化すると耳石が動き、それに伴ってゼラチン様の基質も動き、下にある有毛細胞の毛が動いて興奮が生じます。その興奮が電気信号に変換され、前庭神経を通じて大脳皮質の体性感覚野に送られます。体性感覚野では、２つの平衡斑からの信号を組み合わせて身体の傾き具合を判断し、バランスをとるように目や手足に情報を伝えます。

　平衡斑は、身体の動きに合わせて絶えずバランスを保ち、まっすぐに身体を保てるように働き続けているのです。

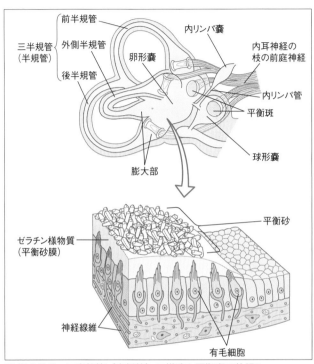

■ 図 13-5　三半規管（半規管）の構造と平衡斑の仕組み

Q12　三半規管の役割は何？

A　蝸牛の上部にある**三半規管**（半規管）は、動的平衡覚ともよばれます。歩く、走る、回転する、ジャンプするなど、身体を動かしたときでも平衡を保てるのは、三半規管によってバ

13

感覚器系

375

ランスが修正されているからです。

三半規管は3本のループ状の管がそれぞれ直角に向き合うかたちでつながっており、体や頭の回転を上下、左右、水平という3つの方向からとらえることができます。ループ状の管の中はリンパで満たされており、後ろを振り向くなどして頭や身体が回転すると、リンパに流れが生じます。この流れは三半規管の根元にあるふくらみ（膨大部）に伝わります。

膨大部には、平衡毛をもつ感覚細胞（有毛細胞）があります。この有毛細胞は膨大部頂（クプラ）とよばれるゼリー状の帽子をかぶっており、リンパの流れによって頭の回転とは逆の方向に小帽が動かされます。この刺激が電気信号となって前庭神経に伝わり、大脳皮質の体性感覚野で身体が回転したという情報として感知されるのです。

こうして得られた情報により、実際にバランスを保つための指令を発しているのは小脳です。皮膚、骨格筋、腱、関節、目から得られる情報も加えて総合的に身体の位置関係や回転などを判断し、姿勢や手足の動きを調節します。その結果、くるくると回転しても、車や船で揺られても、バランスを保つことができるのです。

Q13 平衡感覚に障害が起きると どうなる？

A 平衡感覚をつかさどる2つの器官（平衡斑、三半規管）、得られた情報を伝える前庭神経、情報を統合して姿勢や手足の動きを調節する脳という一連のネットワークのどこかに障害が起こると、めまいが生じます。

たとえば、疲労やストレスで三半規管に酸素や栄養を送っている血管が収縮すると、三半規管の働きが悪くなり、誤った情報が脳に送られる場合もあります。平衡斑のなかの耳石が何らかの原因で三半規管のなかに入り込み、めまいを起こすこともあります。また、何らかの原因で内耳のリンパが中耳に漏れ出すためにめまいが生じることもあります。

　一方、前庭神経がウイルスによって障害されることで、めまいが生じることがあります。また、脳梗塞、脳出血、一過性脳虚血発作、脳腫瘍などによって第8脳神経や脳幹の前庭核、小脳などが圧迫されたり、障害を受けることで、めまいが起こります。めまいを起こす代表的な内耳の疾患が**メニエール病**です。

Step up COLUMN

めまいと自律神経症状の関係

　めまいが起こると同時に、吐き気、嘔吐、顔面蒼白、冷や汗、動悸などの自律神経症状が現れることが多いのはなぜでしょう。これは、平衡感覚を脳に伝える前庭神経と自律神経が脳幹で近接しており、前庭神経の興奮が自律神経にまで伝わるためです。こうした反応を自律神経反射といいます。

　自律神経症状を起こしやすいのは、メニエール病、前庭神経炎、脳梗塞、脳出血、脳腫瘍などです。脳の疾患の場合は、自律神経症状だけでなく、意識障害、運動障害、視覚障害などの神経症状も同時に現れますので、耳の病気との鑑別診断は比較的容易です。

MEMO   **一過性脳虚血発作（TIA）**

一時的に脳梗塞のような症状が現れ、数分から1時間以内に症状が消え、後には何の後遺症も残しません。本格的な脳梗塞の前触れであることが多く、3分の1はその後に脳梗塞を発症します。

MEMO   **メニエール病**

突然、吐き気を伴う激しい回転性めまいが起き、耳鳴りや難聴も同時に生じます。蝸牛内の蝸牛管に満たされているリンパ（内リンパ）が過剰に増え、外リンパで満たされた前庭階との境の膜（ライスネル膜）を破ることで、2つの異なるリンパが混ざり合って症状を起こします。

味 覚

Q14 味を感じるのは舌のどの部分？

A 舌は、前2/3の舌体と後ろ1/3の舌根に大別されます。鏡で舌を見ると、奥のほうに「へ」の字の形に大きな突起（有郭乳頭）が並んでいます。この突起の部分を分界溝といい、これより前が舌体、後ろが舌根になります。

以前は、舌の先で甘味を、横で酸味を感じるなどといった味覚地図があるといわれていましたが、現在ではその考えは否定されています。味覚は「味蕾」で感じていて、舌のどの部分でもまんべんなく味を感じられる仕組みになっています。

舌の表面にある4つの舌乳頭のうち、有郭乳頭では1個あたりに数百～数千個、葉状乳頭では1個あたり数十個～1300個程度、茸状乳頭では1個あたり数個の味蕾があります（糸状乳頭には味蕾はない）。味蕾の数は、人種、年齢、栄養状態により異なりますが、成人で約7,500個といわれており、味細胞は10～12日という短いサイクルで新しい細胞と入れ替わっています。

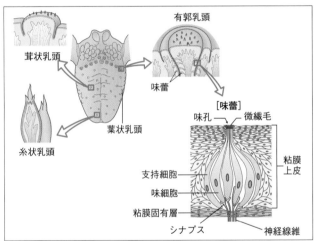

■ 図13-6　味蕾

Q15 味はどのようにして感じられるの？

A　噛み砕かれて唾液と混ぜられた食物が、味蕾の微絨毛に接触すると、その刺激が味蕾の中の味細胞をとおして

味覚神経細胞に伝わります（図13-7）。

　味覚情報を伝える神経には2種類あります。舌体からの刺激は**舌神経、顔面神経**を、舌根からの刺激は**舌咽神経、迷走神経**を通じて大脳皮質の味覚中枢に送られ、ここでどのような味なのか判断されます。

　味覚は身体を守る感知器です。疲れると甘いものが食べたくなって甘いものをおいしいと感じたり、ときとして急に肉が食べたくなったりするのは、無意識にそこに含まれている栄養素を欲していると考えられます。反対に、まずいという感覚は、危険信号です。極度な苦味、耐えられないような味のものなどは、毒物や腐敗物など、身体にとって有害な物質である危険性があります。おいしい、まずいは、両方とも身体を守るための大事な反応です。

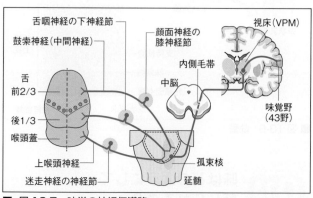

■ 図13-7　味覚の神経伝導路

嗅　覚

Q16 鼻はどのような役割を果たしているの？

A 　鼻は空気の出入り口の１つです。**外鼻**、**鼻腔**、**副鼻腔**から構成されており、外鼻は顔面中央の隆起、鼻腔は外鼻孔（鼻の孔）から咽頭に続く空間、副鼻腔は鼻腔を囲む骨の内部にある空間です。

　鼻腔には、鼻毛の生えている**前庭**という部分と、その奥に**上鼻道、中鼻道、下鼻道**という３つの通路があります。鼻毛は、空気と一緒に吸い込んだホコリを取り除くフィルターの役割を果たしています。鼻腔に入った空気は、吸い込んだ勢いで鼻腔の天井に突き当たり、いちばん上にある上鼻道を通って気管に流れていきます。

　鼻のもう１つの役割が、においを嗅ぎ分けることです。においを感じるのは吸い込んだ空気がぶつかる上鼻道の部分で、ここには**嗅球**というにおいを感じる受容器があります。ヒトの嗅覚は動物に比べると劣りますが、それでも40万種のにおいを嗅ぎ分けることができます。

MEMO　　　　　　　　**副鼻腔**

細い管によって鼻腔と連絡しており、内面は粘膜でおおわれています。副鼻腔は、強い力が顔面にかかったときに衝撃を和らげたり、声をきれいに響かせたりする働きがあります。

13

感覚器系

Q17 においはどのように捕えられるの？

A 　嗅覚をつかさどっている感覚神経は**嗅神経**です。嗅神経の仕組みをみてみましょう。

　上鼻道の天井部分は**嗅粘膜**という粘膜組織でおおわれており、粘液が分泌されています。この天井部分は切手1枚分程度の広さで、**嗅上皮**とよばれます。嗅上皮には嗅細胞が約500万個もあり、粘液から突き出すように**嗅毛**という感覚毛が生えています。吸い込まれた空気が上鼻道に突き当たると、空気に含まれているにおいの分子が嗅毛を震わせます。この振動が嗅毛の根元にある嗅神経に伝わり、嗅神経を通して電気信号として大脳皮質の嗅覚野に送られ、においとして認識されます。

　嗅神経の先端は丸くなっているので、**嗅球**とよばれています。

Q18 なぜにおいの種類を認識できるの？

A 　においの分子を感知すると嗅細胞の嗅毛が振動を起こします。このとき、においの種類によって振動が微妙に異なります。たとえば、ある嗅毛は柑橘系のにおいにだけ反応して振動し、ある嗅毛はミントのにおいにだけ反応して振動し、ある嗅毛は腐敗臭だけに反応して振動するといった具合です。

　この嗅毛の振動を受け止める嗅神経には周波数特異性があります。ある嗅神経は柑橘系のにおいの振動だけに反応し、ある嗅神経はミントのにおいの振動だけに反応し、ある嗅神経は腐敗臭だ

けに反応します。反応すべき周波数の振動が来ると嗅神経は興奮し、電気的な信号を発します。この電気信号を大脳皮質の嗅覚野が総合的に判断し、それまでの記憶と照らし合わせ、これはミカンのにおいだというように、判別することができるのです。

　大脳皮質では、においの種類によって各野に神経の興奮が伝達されます。たとえば、おいしそうなにおいだと判断した場合は体性感覚野に信号が送られ、唾液が分泌されます。嫌なにおいの場合は信号が運動野に送られ、手指を動かして鼻をつまむ動作を起こします。

Q19 時間が経つとにおいに慣れるのはなぜ？

A　部屋に入ったとたんに嫌なにおいを感じても、しばらく時間が経つと気にならなくなります。これは、嗅神経がにおいに慣れる性質をもっているからです。これを順応といいます。嗅神経はわずかなにおいでも感知できる繊細さと、疲れやすさを合せもった神経です。

皮膚感覚

Q20 皮膚にはどんな役割があるの？

A 皮膚は表皮、真皮、皮下組織、皮脂腺などから構成されている膜状の器官です（図13-8）。身体の表面をおおうことにより、外界の刺激から身体を保護したり、体温調節や発汗を行ったり、痛みや温度などを感じたりします。

表皮の最も外側にあるのが**角質層**で、最終的には垢(あか)になって剥がれ落ちます。何重にも層になった表皮細胞が次第に押し上げられ、角質層に移行して垢になるまでの回転周期が約28日です。

表皮の下にあるのが**真皮(しんび)**です。真皮は膠原組織（コラーゲン）に富んでおり、皮膚の弾力を保っています。また、血管が縦横に張り巡らされており、血管のない表皮の栄養補給や温度調節を行っています。真皮には皮膚感覚に関与する**受容器（神経端末）**も分布しています。

皮下組織は真皮のさらに下にある組織です。大部分が脂肪細胞によって構成され、熱の喪失による体温低下を防いだり、外界からの衝撃をクッションのように受け止めます。

MEMO
皮脂腺

皮膚には汗腺(かんせん)、脂腺、乳腺などの腺があります。汗腺にはエクリン汗腺とアポクリン汗腺があり、エクリン汗腺は体温調節のために汗を出す汗腺で、全身で約350万個あります。アポクリン汗腺は腋窩に多くあります。脂腺は皮膚や毛のしなやかさを保つ役割を果たしています。

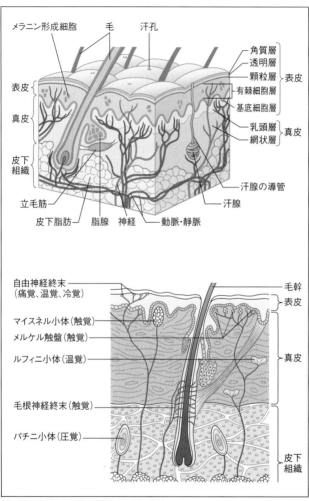

■ 図 13-8 皮膚の構造と皮膚感覚

皮内注射、皮下注射、筋肉内注射および静脈注射

注射は、目的や薬剤の種類により注入部位が異なります。ここでは、各注入部位の特徴を学びましょう。

まず皮内注射は、表皮と真皮の間に注入します。血管が乏しい部分なので吸収が遅くなります。ツベルクリン反応は皮内注射を行います。

皮下注射（皮下注）は、皮下組織に注入します。胃腸管（消化管）によって薬剤が変化することを避けたい場合に皮下注射を行うことが多く、臨床的にはインスリン注射で用いられます。

筋肉内注射（筋注）は、薬液をすばやく確実に末梢血管に吸収させたい場合に行われます。吸収速度は皮下注射の約2倍です。刺激性のある薬剤、吸収の悪い薬剤などを注射する場合にも用いられます。

静脈に直接薬剤を注入する方法を静脈注射（静注）といいます。5〜10分と短時間で全身に薬物が行き渡るため、即効性があります。代謝されやすい薬剤に適しています。

Q21 皮膚が感じる感覚には何がある？

A 皮膚で感じる感覚には、触覚、圧覚、痛覚、冷覚、温覚などがあります。これらの感覚を受容するのが、それぞれ、触点、圧点、痛点、冷点、温点です。

最も数が多いのが触点で、以下、痛点、冷点、圧点、温点の順で少なくなります。なぜ触点や痛点が多いのかというと、これらの感覚が身体の危険に深くかかわっており、感知して即座に反応

する必要があるからと考えられています。

　触覚は物が皮膚に触れたときに生じる感覚です。触覚を受容する触点が最も多く分布しているのは口唇で、反対に最も少ないのは殿部です。痛覚は針のような鋭いものが刺さったときに痛いと感じる感覚です。痛みの刺激が強い場合は、無意識に加害物を払いのけたり避けたりする反応が生じますが、これは脊髄反射によります（→p.251、Q15参照）。圧覚は、皮膚に伝わる圧力の変化を感じ取るための感覚です。私たちが手のひらに乗せた物の重さを感じることができるのは、圧覚のおかげです。

　冷覚は冷たい物や空気に触れたときに冷たいと感じる感覚、温覚は熱い物や空気に触れたときに熱いと感じる感覚です。冷覚や温覚が最もよく働くのは、16℃～40℃の温度帯です。この温度帯よりも温度が低くなったり高くなったりすると、痛覚のほうが反応して痛いと感じます。これは、痛覚が脊髄反射に直結しているためです。冷たすぎる物や熱すぎる物に触れたとき、凍傷や熱傷から身を守るための巧妙な仕組みといえるでしょう。

MEMO　　　　　　　　**凍傷**

過度の寒冷のために血行が阻害され、皮膚が損傷した状態。損傷の程度によって表在凍傷（Ⅰ度〔表皮〕の障害、Ⅱ度〔真皮〕の障害）と深部凍傷（Ⅲ度〔脂肪・筋肉の壊死〕、Ⅳ度〔骨・軟骨の壊死〕）に分けられます。深部凍傷になると皮膚の下の組織が壊死を起こします。

MEMO　　　　　　　　**熱傷**

高熱の物質や炎で皮膚や粘膜が損傷された状態。損傷の深さにより、Ⅰ度（表皮熱傷）、Ⅱ度（真皮熱傷）、Ⅲ度（皮下熱傷）に分けられます。損傷した面積が全体表面積の1/5（成人）あるいは1/10（小児）を超えると細胞外液が失われ、生命に危険が及びます。

13

感覚器系

索引

つ、て、と

な行

ふ、へ、ほ

● 参考文献

山田幸宏：臨地実習に生かす病態と治療、サイオ出版、2021

松村讓兒：新訂版人体解剖ビジュアル、サイオ出版、2015

竹内修二：新クイックマスター解剖生理学　改訂 2 版、医学芸術社、2005

増田敦子：身体のしくみとはたらき、楽しく学ぶ解剖生理、サイオ出版、
　2015

下 正宗ほか編：コアテキスト人体の構造と機能、医学書院、2005

小板橋喜久代編著：カラーアトラス　からだの構造と機能、学習研究社、
　2005

西崎 統：図解　知っておきたい病態生理、医学書院、2004

橋本信也：症状から見た病態生理学、照林社、2004

飯塚美和子ほか：基礎栄養学、南山堂、2003

氏家幸子、阿曽洋子：基礎看護技術 I、医学書院、2003

岡安大仁、道場信孝：バイタルサイン　診かたからケアの実際まで、医学書
　院、2002

森 亨：からだのしくみ・はたらきがわかる事典、西東社、1998

野中廣志：看護に役立つ「なぜ・何」事典、照林社、2004

崔 浩生：ナースのための　図解 病気の話、学習研究社、2002

芦川和高：ナースのための　図解 からだの話、学習研究社、2000

看護のための
からだの正常・異常ガイドブック
第2版
2016 年 2 月 10 日　第 1 版第 1 刷発行
2023 年 8 月 10 日　第 2 版第 1 刷発行

監修者	やまだちひろ 山田幸宏
発行人	中村雅彦
発行所	株式会社サイオ出版 〒101-0054 東京都千代田区神田錦町 3-6　錦町スクウェアビル 7 階 TEL 03-3518-9434　FAX 03-3518-9435
カバーデザイン	Anjelico
カバーイラスト	前田まみ
本文イラスト	日本グラフィックス、渡辺富一郎
DTP	株式会社朝陽会
印刷・製本	株式会社朝陽会

ISBN 978-4-86749-016-7　　　　　©Scio Publishers Inc.
●ショメイ：カンゴノタメノセイジョウイジョウガイドブックダイニハン
乱丁本、落丁本はお取り替えします。

JCOPY <(社)出版者著作権管理機構 委託出版物>

本書の無断複写は著作権法上での例外を除き禁じられています。複写される場合は、そのつど事前に、(社)出版者著作権管理機構(電話 03-5244-5088、FAX 03-5244-5089、e-mail: info@jcopy.or.jp)の許諾を得てください。

本書の無断転載、複製、頒布、公衆送信、翻訳、翻案などを禁じます。本書に掲載する著作物の複製権、翻訳権、上映権、譲渡権、公衆送信権、通信可能化権は、株式会社サイオ出版が管理します。本書を代行業者など第三者に依頼し、スキャニングやデジタル化することは、個人や家庭内利用であっても、著作権上、認められておりません。